医療に殺されない

病院・医者の正しい選び方

AGE牧田クリニック院長・医学博士
牧田善二

新星出版社

はじめに

患者が病院・医者を選ぶことの大切さ

私は糖尿病を専門とする医師で、銀座でクリニックを開業しています。今まで、80万部超の『医者が教える食事術　最強の教科書』（ダイヤモンド社）をはじめ、さまざまな健康についての本を書き、おかげさまで多くの方からご支持をいただいています。

しかし、健康で長生きするためには、病院や医者を正しく選ぶことがとても大切です。

では、あなたが医療を必要とするのはどんなときでしょうか？

大きく分けて、以下の３つのケースがあります。

①病気になりたくないから予防したい
②身近な病気になった
③命に関わる重篤な病気になった

①の「病気になりたくないから予防したい」は、病気になる前に思うことであり、病院に行く必要はなく、情報を集め、自分に合った健康法をどう実践するのか、ということになります。

②の「身近な病気になった」は、カゼをひいた、高血圧になった、糖尿病になったなどのケースです。この場合、病院に行く、放っておく（何もしない）、自分で治すという選択があり、どれを選ぶのかという大きな問題があります。

③の「命に関わる重篤な病気になった」は、ガンになった、脳卒中で倒れた、心筋梗塞になったなど、絶対に医療（治療）が必要なケースです。

ひとつめについての情報は巷に溢れており、雑誌や書籍を購読したり、テレビの健康番組を見たり、インターネットを検索したりすることで容易に入手することができます。情報量が多すぎて、どれを信じ、実践するのかという取捨選択の必要はありますが、少なくとも知りたいと思えば情報を得ることができます。

ところが、2つめや3つめのように、病院や医者にかからなければならなくなった際にとても重要となる「**病院や医者をどう選べばいいのか、どう付き合えばいいのか**」といった情報については、一般的にはほとんど認知されていません。

今の世は情報が溢れ、情報化社会と言われています。それなのに、すべての人にとって大切な情報が、日本では軽んじられている……。欧米の医療を経験し、知見を広げた私には、そんなふうに感じられてなりません。

これはとてももったいないことです。

考えてみてください。あなたの人生で最も重要なことのひとつは

「病気で早く死なないこと」

ではないでしょうか。もっと言えば、

「脳卒中で半身不随にならない」

「人工透析を必要としない」

「認知症に陥らない」

なども、寝たきりになることなく、大往生を遂げるためにはとても重要です。

ところが、私たちは、健康は当たり前に手に入り、空気のようにあるもので、命さえも永遠に続くように錯覚しています。

それはとんでもない勘違いです。

もちろん、病気になりにくい・なりやすい、体が丈夫である、疲れやすいといった、持って生まれた体質によるところも多々あります。

しかし、それ以上に、**自らの考え方や選択が大きく影響**します。

まず、忘れてはならないはずなのに、見落とされがちなのが「誰もが必ずいつかは死ぬ」ということです。

死にまつわる「メメント・モリ（memento mori）」という言葉があります。これはラテン語で「死を忘るることなかれ」「死を想え」という意味があり、古代ローマの将軍は、勝利後の凱旋式、いわば栄光の真っ只中にこの言葉を告げたという逸話があります。勝利に酔っているときも死を忘れるな、今日は勝っても明日はどうなるかわからないという、戒めの言葉とされています。

現代のあなたも同じです。50歳で突然、心筋梗塞で死ぬ人もいます。簡単な手術と言われる盲腸で死んでしまうこともあります。死は未来永劫訪れないものではなく、いつかは必ずすべての人に訪れるものであり、いつその日が来るかはわからないのです。

手を尽くした末にどうしようもなかったということもありますが、別の病院であれば助かったのにというケースがあるとしたらどう思われますか？

厳しい言い方かもしれませんが、病院や医者のすべてが同じレベルではありません。ハイレベルの最新治療が受けられるところがある一方で、医療機器や知識をアップデートできていない病院や医者もいるのです。**どの病院・医者の治療を受けるかで助かるか助からないかが変わる**ことだってあります。

いざというときにベストな治療を受けるためには、そうなる前から病院選びと医者選びをしておくことが必須です。あなたがちゃんとした知識を持って、病院や医者を間違いなく選ぶことができれば、健康で100歳まで長生きできるでしょう。

逆に、間違った病院や医者を選んでしまうと、健康を維持することは難しくなります。最悪の場合は、命を落としてしまうこともあるでしょう。

一人でも多くの方が、**病院や医者を選ぶ正しい情報を得て、自分に必要な医療を受けられるようになって欲しい**、それに役立つ情報をお伝えしたい——そんな思いがこの本を書く原動力になりました。

あなたが旅行するとき、どんな観光地があるのか、どこのお店がおいしいのか、お土産は何がいいのかといったことを、旅行する前に頑張って調べますよね。下調べをどれくらいしたかで旅の満足度は変わってきます。

病院や医者を選ぶときだって同じです。いえ、命に関わることですからもっと必死になって情報を探すのが自然な心理ではないでしょうか。

検査で大腸ガンがあるかもしれないと指摘されたとき、あなたは必死になってどの病院がいいのか、あるいはどの先生の手術を受ければいいのかを調べるでしょう。ところが、探した結果、もしいい病院や医者が見つかったとしても、どうしたらその病院や医者を受診できるのか、治療してもらえるのか、そこまでは知らない、わからないという方がほとんどだと思います。

多くの方は、今かかっている主治医がすすめる治療を受けるしかないと、なかばあきらめの境地でそうするのではないでしょうか。私はそのやり方や考え方を変えて欲しいと思っています。

それは、助かる患者さんが助からない、治療後の重篤な副作用や後遺症に悩まされるといった悲劇に見舞われないようになって欲しいと願っているからです。

健康を保つためには、優れた病院や医者にかかることが絶対に必要な条件です。ただ、そのためには自分で情報を得て、選ぶ目が必要になります。また受診するためのノウハウも必要です。この本を読んで、病院や医者をどういうふうに選べばいいのか、どう受診するのかをよく学んでください。必ずや、その知識があなたの将来を変えることになるでしょう。

本書では、どうしたら優れた病院や医者を選べ、受診することができるかについて、具体的に詳しく書きました。それは、あなたが知るべき最も大事な情報だと確信しています。世の中のすべての方にこの本を読んでいただきたい。そして、読み終わった後にこの本に出会って本当によかったと思っていただければ幸いです。

そして何よりも、皆さんが元気に長生きされることを願っています。

ＡＧＥ牧田クリニック院長　牧田善二

目次

第2章 ここがヘンだよ日本の医療

第3章 いい病院、いい医者の条件とは？

第4章 病院・医者選びでやめるべき間違った5つの習慣

第5章　いい病院、いい医者の具体的な見つけ方

第6章 病院・医者を活用するために〝患者力〟を上げよう

本書に記述したさまざまな病気や病院・医者に関して、紹介して欲しい、どうすれば受診できるかといったお問い合わせには、著者及び、AGE牧田クリニック、また新星出版社ではお答えできませんので、ご了承ください。

編集協力：大政智子
デザイン・DTP：田中由美

序章

病院選び、医者選びが
あなたの健康や寿命を決める

医者のミスで
命を落とすこともある!?

あなたが重篤な病気、例えば肺ガンになって手術を受けるとします。そのときに医者のミスで、命を落とす危険性はゼロではありません。

いきなり怖い話かもしれませんが……。

誰しも、自分がガンになるなんて、真剣に考えたことはないでしょう。

しかし、現在の日本では国民の約半数がガンになっています。たくさんの病気があるなかで最も多い病気がガンなのです。2022年5月に公表された「2019年の全国がん登録」（厚生労働省・国立がん研究センター）によると、**新たにガンと診断された患者さんの数は約100万人**もいます。1年間で100万人の方がガンにかかっているのです。また、日本人の死因第1位は、1981年以降ずっとガン（悪性新生物）が占めており、「２０２１年 人口動態統計の概況」（厚生労働省）によると、その割合は26・5％の約38万人。つまり、４人に１人がガンで亡くなっているのです。

それでは、医療ミスによる死亡数はどうでしょうか。そんなに多くないだろうと考えている人がほとんどかもしれません。

実は、**アメリカの死亡原因を報告したある論文では、なんと第3位が医療ミス**で、その数は約25万人でした。医療ミスは見つかっていない例がたくさんあります。おそらく、この数字も氷山の一角に過ぎないと考えられています。

怪しいと疑われて調査が行われ、医療ミスと発覚したものだけでこの3位という結果——これは恐ろしい数字です。

そして、これはアメリカだけの話ではありません。日本だって同じです。いえ、もしかしたらもっと悪い数字かもしれません。

残念ながら、日本で公になっている「医療ミス」は非常に少なく、これこそ氷山の一角に過ぎません。

なぜなら、医者が死亡診断書を書くときに、絶対に誰も「医療ミス」とは書かないからです。肺ガンの手術にミスがあって患者さんが死亡したとしても、医者は死因をただ「肺ガン」と書きます。

どんな医者だって自分の医療ミスを認めたくはありません。しかし、ミスは起こり得るものです。あなたが想像する以上に、医療ミスで亡くなっている人がいる。医者である私が言うのもなんなのですが、これは紛れもない事実です。

嫌いでもイヤでも病院と医者は避けて通れない

医療ミスの話は別にしても、病院や医者に対して、いい印象を抱いている人は少ないのではないでしょうか。「できれば病院には行きたくない」——そんなふうに考える人がほとんどだと思います。

なぜかと言えば、**嫌なことを言われたり、不愉快な思いをする**からでしょう。

例えば、糖尿病であれば普通の病院なら「カロリーを制限しましょう」、糖質制限の治療を行っていれば「炭水化物を減らしましょう」「甘いものを控えるように」と言われます、さらに、「塩分を控えるように」「運動しましょう」など、生活習慣の見直しをすすめられます。病気を予防・改善するためには必要なことではあるのですが、患者さんにとっては行動制限であり、耳に痛い言葉です。

そういう不愉快な思いをするのがわかっているから、「病院には行きたくない」

と思うのもわからなくはないのですが、どんなに病院や医者が嫌いだとしても、関係を避けて通ることは難しい……。それが現実です。

カゼをこじらせて高熱が出たり、腰が痛くなったり、ひざや肩が痛くなったり、何かしらの不調が出たときは病院に行く必要があります。

引きはじめのカゼなど簡単な病気の場合は、眠ることや市販の薬だけで治す人もいるでしょう。また、腰や肩が痛いときに病院ではなく整体や鍼灸に行って治すという選択肢もあります。しかし、市販薬、整体や鍼灸などでよくならなかったときには、病院を受診せざるを得ません。

さらに、ガンが発覚したり、脳卒中で倒れたり、深刻な病気にかかったときには、絶対に病院での治療が必要です。こうした場合に、病院や医者を避けるという選択肢はあり得ません。

例えば、あなたが急に**脳梗塞を発症したとき、一刻も早く病院を受診して適切な治療を受けることができれば、マヒなどの後遺症もなく、完全に治ります。**

ただし、あなたの将来を左右する、とても大事なことが2つあります。それは、

- **ごく初期の症状が出たとき、すぐに躊躇なく救急車を呼ぶ**
- **脳梗塞の治療経験のある、高度な血管内治療が受けられる病院に運んでもらう**

の2点です。

これは、事前知識がないと難しいでしょう。緊急のとき、具体的にどうすればいいのかという知識はとても大事なことなのに、ほとんどの人が知らないのではないでしょうか。これはとても憂慮すべきことです。

どんなに病院や医者が嫌いだとしても、生きていればどうしても医療との関係を避けて通れないときがあるのです。

病院や医者に対する知識は、あなたが想像する以上に、あなたの命や健康維持を左右する重要な役割を担っていることを、もっとたくさんの人に知っていただきたい――そう願ってやみません。

私の原点　「通常の医療では治せない糖尿病患者さんを救いたい」

私は糖尿病の専門医です。さらに、現在は自由診療で患者さんを診ています。

自由診療とは、国民健康保険や企業などの健康保険のような一般的な公的医療保険の対象にならない医療の総称です。

自由診療には、保険適用がまだ認められていない最新の治療や、病気の発見や予防のために受ける人間ドックやワクチン接種、インプラントのような患者の希望で受ける歯科治療などがあり、公的補助が受けられないため全額が自己負担になります。一方、公的医療保険では、収入に合わせて治療費や薬代の1割～3割を負担するだけです。自由診療にかかる費用を高額に感じるのは、公的医療保険の助け（補助）がないからです。

患者さんにとっては金銭的な負担が高くなるのですが、私はあえて自由診療を選択しました。それは、**保険診療で行う通常の医療では治せない、たくさんの糖尿病の患者さんを救う医療を行いたいと決心したから**です。

糖尿病は血液中のブドウ糖が多い状態が続く病気で、それが直接の死因になるわけではありません。ただし、健康な人よりもガン、心筋梗塞、脳卒中、肺炎、認知症などのリスクが非常に高くなります。

また、糖尿病の合併症のひとつに糖尿病腎症があり、そこから慢性腎不全に陥ります。糖尿病腎症で人工透析を受ける患者さんは約1万6000人で透析原因の第1位です（日本透析医学会調査）。人工透析とは、腎不全（腎機能が低下し、尿とともに排泄されるはずの老廃物が血液中に残ること）に陥ったときの治療のことで、週3回、4～5時間の透析が必要になります。

人工透析は一度始めるとやめることができません。一生続けなければならない治療で、患者さんの大きな負担になります。

私は、どうすれば患者さんを人工透析から救えるかを45年ほど研究し続けています。そのためにアメリカに5年ほど留学もしました。その甲斐あって、十数年前に、一般的な治療では手遅れと言われる患者さんを治す治療法を見つけることができたのです。

ただ、その治療のためには、**今の日本の公的医療保険では認められていない、特殊な検査や薬が必要**でした。

例えば、1年もしないうちに人工透析になるだろうと大学病院で診断されたある患者さんには、血圧の薬を中心に24種類も処方する必要がありました。

もちろん、公的医療保険での診療では、こんな膨大な量の薬を処方できません。自由診療だからできることです。その患者さんは私のクリニックを受診してその治療を受け、人工透析の必要もなく、現在も元気で過ごされています。

私の患者さんには、このような方が少なくありません。自由診療なので、公的医療保険での診療に比べると高額になりますが、皆さん「人工透析にならないなら」と納得して受診されています。それほど、患者さんにとって人工透析になるのは恐ろしいことであり、なんとしても避けたいと思うことなのです。

ほかの病院で「人工透析が避けられない」と宣告されて心底落ち込んでいる患者さんに、「大丈夫です。助かりますよ。まかせてください」とお伝えすると、皆さん心から喜んでいただけます。なかには涙を浮かべる方もいらっしゃいます。

多くの患者さんを人工透析から救えたことは、患者さんの喜びはもちろんですが、私自身の喜びでもあります。これからも、一人でも多くの患者さんを救いたい――そう思って日々精進していきます。

患者さんが受けるべき検査を受けられていない現実

「日本透析医学会調査」によると、2021年末時点では、約35万人の患者さんが人口透析を受けており、さらに、毎年4万人の患者さんが人工透析をスタートしています。そして、悲しいことに毎年3万以上の患者さんが亡くなり、2021年には3万5000人以上の方が亡くなっています。

なんと350人に1人が人工透析を受けていて、現在でもその人数は増え続けているのです。

糖尿病による腎臓病は初期であれば治ります。患者さんの腎機能をチェックするために、私は「尿アルブミン」という検査を行っています。この検査を行えば、初期の腎臓病が見つかります。

ところが、現在の一般的な腎機病の検査では血液中のクレアチニンを調べるだけで尿アルブミンは調べません。

しかし、血液中のクレアチニンが高くなる頃には、腎機能はかなり低下してしまっています。異常値になったときには、早い方だと1～2年で人工透析が始まるという状態に陥っているのです。つまり、血液中のクレアチニン検査でチェックできるのは、人工透析が間近に迫っている状態や避けることができない状態……。要するに、ほぼ手遅れになってからということになります。

一方、尿アルブミンはクレアチニン検査よりも早い時期から異常が出はじめます。糖尿病腎症を早期に発見するためには必須の検査です。

もしあなたが糖尿病で治療を続けていて、定期的に受ける検査項目に尿アルブミンが入っていないなら……。はっきり言いますが、**その医者にかかり続けるのは危険**です。あなたの命を縮めることになるでしょう。

実のところ、そのようなケースは珍しくありません。その結果、血液中のクレアチニンしか調べておらず、数値に異常が出たときにはすでに手遅れで人工透析を避けられないという患者さんが続出しているのです。


これと同じような話はほかの病気にもあります。

高齢者に多い骨粗しょう症は、最近、すばらしく効く薬が開発されました。この薬を半年に一度注射すれば、劇的によくなるというものです。この薬を注射するときには、カルシウムの吸収を促すビタミンDの服用が欠かせません。

糖尿病のケースと違うのは、厚生労働省は、この薬を注射するときにはビタミンDを処方すること、そして半年後に骨の状態を調べる検査を行うことを義務づけました。検査を行うのは、その薬が効いているかどうかをチェックするためです。

糖尿病、さらには腎機能を低下させる要因である高血圧の患者さんも、このケースと同じように尿アルブミンの検査を義務づければ、腎機能の低下を早期に見つけることができ、人工透析の患者さんを減らすことができるはずです。

早くそうなって欲しいと願っていますが、厚生労働省の方針を待っていたのでは手遅れになる患者さんがたくさんいます。**人工透析になりたくないのであれば、尿**

アルブミンを調べてこまめなフォローを行ってくれる病院や医者を探すほうが確実です。最近では、健康保険組合の負担を減らすために、尿アルブミンを調べる検査キットを糖尿病の患者さんに送り、異常値が出たらその時点で治療を行う病院に行くよう指導する企業も出てきています。

一方で、健康診断や人間ドックでバリウムを飲んで行うエックス線検査は行うべき検査ではありません。早期に胃ガンを発見するには、胃の内視鏡（胃カメラ）検査が必要ですが、いまだバリウム検査を行っている健康診断や人間ドックが少なくありません。これでは早期発見できず、手遅れになってしまう可能性があります。

このような古い医療では自分の健康をも守ることができません。新しい医療情報を元に行うべき検査を優先して受けるべきでしょう、そのためには**新しい知識を入手し、新しい機器を持っている病院・医者選びが重要**です。このことをもっとたくさんの人に知っていただきたいのです。

末期ガンと申告された患者さんからの願い

私が検査の重要性をきちんと伝えたいと思うのには理由があります。大腸の検査をすすめても、頑として受けなかった女性の患者さんが、**症状が出てから検査を受けたら手遅れの大腸ガンが見つかったという経験**があるからです。

実は、女性のガンによる死で最も多いのが大腸ガンです。その大きな要因は、大腸内視鏡（大腸カメラ）検査の受診率の低さだろうと私は考えています。

大腸内視鏡検査を定期的に受けていれば、早期に見つけることができて、その場で切除することも可能です。もし、多少進行しているガンだったとしても、現在はお腹を大きく切ることもなく治療ができるようになり、以前に比べると体への負担は大きく減りました。

ところが、現実には、女性の大腸内視鏡検査の受診率は低く、おなかが痛いなど症状が出てから受診するケースが多いのです。この場合、ガンはかなり進行していて治療は難しくなります。

私は患者さんに大腸内視鏡検査を受けるようすすめているのですが、女性の場合は嫌がる患者さんが少なくありません。どうも肛門からカメラを入れることにとても抵抗があり、恥ずかしい、受けたくないと感じるようです。また、大腸内視鏡検査の前には2リットルもの下剤を飲んで、腸をきれいにしないといけないので、準備が大変です。それも大腸内視鏡検査が嫌がられる原因でしょう。

先ほど紹介した患者さんも、検査を嫌がっているうちにおなかが痛くなり、仕方なく大腸内視鏡検査を受けました。すると、かなり進行した大腸ガンで転移もしていて、「残念ながら余命半年ですね」とはっきり告げられたそうです。

この患者さんは、「先生にすすめられたときに検査を受けていれば、こんなことにはならなかった」と、とても悔やんでいました。そして、「私のようなことが起こらないように、これからは患者さんに、何度も何度も検査を受けるよう強くすすめてください」とおっしゃったのです。

それからは、糖尿病で受診される患者さんには、しつこく何度も大腸内視鏡検査を受けるようにすすめています。

現在は検査時の心と体の負担も減りました。寝ている間に検査を行う先生を紹介できるようになり、「苦痛もありません」とお話ししています。また、一度検査を受けた患者さんは、経験から苦痛がないことを知っているので定期的に検査を受けてくれています。

胃内視鏡検査は毎年、大腸内視鏡検査はポリープがあれば毎年、なければ2、3年に一度の検査でいいようです。最近では、胃や大腸の内視鏡にＡＩ機能が備わって、ガンやポリープの見落としを防いでくれるようになりました。このような最新の内視鏡で**定期的に検査をして早期発見することが、あなたの命を守るカギ**になります。

こうしたことを知っているのと知らないのとでは、検査を受ける姿勢に違いが出てきます。必要な検査を受け健康で長生きしましょう。

病院や医者の情報を正しく知れば将来が変わる

世の中にはさまざまな情報が溢れています。どこのレストランがおいしいか、どこに観光に行ったら満足できるか……。どちらかといえばレジャー関係の情報が注目されがちですが、あなたにとって最も大切な情報は医療情報だと私は思います。

病院や医者を正しく選ぶ一番大事なポイントは、**現在の最新医療についての正しい知識ないし情報を得る**ことです。その知識が何よりあなたの命を守るでしょう。

これまでに約80冊の本を上梓してきました。そのなかで一番売れたのは『医者が教える食事術　最強の教科書』という本で、80万部を超えました。この本は、健康的な食事に関する世界の最新情報を紹介したものです。世界的には常識であることが、日本では新たな情報として取り上げられ、その反響の大きさに驚きました。

治療を中心とした医療情報についても同じことが言えます。あなたの命にも関わるこの大事な医療は、世界中でものすごい勢いで進歩しています。

例えば、昔は胃ガンになれば、お腹を大きく切ってガンを切り取り、その後、傷口を縫い合わせるという手術が一般的でした。

現在は、患者さんへの負担が少ない腹腔鏡手術が増えてきていますし、ダヴィンチという手術支援ロボットも登場しました。これらは、おなかを切ることなく、腹部に穴をいくつかあけてガンを取り出します。

開腹手術に比べて患者さんの体への負担が格段に少なく、術後の痛みも少なく、入院期間も大幅に短縮されるというメリットがあります。切開する部位が小さいので、術後すぐに傷跡がふさがり、ほとんどわからないくらいです。

こうした医療の最新情報を知っているかどうかは、その後のＱＯＬ（クオリティ・オブ・ライフ／生活の質）を大きく変えます。場合によっては、生死を分けることさえあります。

病院や医者を選ぶのは悪いことではない

私のクリニックに通う患者さんには、病院選び、医者選びの大切さについて折に触れてお話ししているのですが、こうした話をすると、

「病院や医者を選ぶなんてしてもいいのだろうか」
「みんなが名医と呼ばれる医者に集中したら大変じゃないのか」
「若くて経験が少ない医者が上達する機会を奪ってしまうのではないか」

といった心配をされる方がいます。

こうした、自分以外のことを思いやる気持ちはとても日本人らしいのですが、自分が病気のときはその考えを捨てましょう。

大事なのは、自分の体のことを第一に考え、一番いい医療を選ぶにはどうすればいいのかを考えることです。

手術など大きな治療は命に関わります。そんなときは自分のことだけを考えればいい——私はそう思います。

もちろん、すべての人が日本屈指の名医にかかれるわけではないでしょう。しかし、名医とは著名でよく知られている医者だけではありません。あなたの住む地域の病院にだって隠れた名医がいるはずです。

そうした隠れた名医の見つけ方も本書では紹介しています。

第1章

日本人に〝医者嫌い〟が多いワケ

こうして医者は嫌われる

この本を読んでいる方のなかには、「病院は嫌い」「医者がどうしても好きになれない」という人が少なからずいらっしゃることでしょう。

その理由はなぜでしょうか。

私の経験では、医者嫌い、病院嫌いは男性に多いように感じています。患者さんに病院や医者が嫌いな理由を聞くと、**「あれもダメこれもダメと行動を制限される」**という意見が多いようです。例えば、「酒をやめろ」「食事に気をつけて」など、いちいち命令されたくないという意見です。

ほかにも、「病院に行くと待たされる」「病院に行くと病気を移されそうだ」「感じの悪い医者がいて不愉快な思いをしたことがある」といった意見もありました。

これらの患者さんの気持ちは、私もよくわかります。

私の叔父は小さな建築関係の会社を経営していましたが、幼い私にははっきり「医者は嫌いだ」と言っていました。

その理由は、「大した人間でもないのに、先生という肩書きで偉そうにしてるのが気に入らない」ということでした。「自分は会社社長だけれど、あちこちに頭を下げて、大変な苦労をして会社経営をしている。ところが、医者は楽をして偉そうな態度で、それでもそこそこの収入がある。医者という肩書きでだけで生きているのが気に入らない」――そんなふうに思っていたようです。

確かにその通りかもしれません。病院に行くと、医者は偉そうに上から目線で、患者という名前のお客さんを診ます。ある患者さんは、私にこう言いました。

「医者と坊主は楽をしてお金を儲ける一番いい職業だ。しかもほかの仕事とはまったく違うことがある。普通の商売は、お金をもらったらその相手に深々と頭を下げて感謝する。ところが医者と坊主は違う。お金を払って患者さんが『ありがとうございました』と頭を下げて帰る。こんないい商売はないな」

これも医者が嫌いな理由のひとつかもしれませんね。

つまり、医者という職業は、ほかのたくさんある職業とまったく違う面を持っているのです。

一番大事な命を託す相手なので、どうしても強気には出られません。その理由は、強気に出たとき「もしかしたら病気を治してくれないんじゃないか」「自分に不利益が及ぶのではないか」と、患者さんが無意識に感じるからでしょう。

そこが患者さんの弱みであり、医者の強みでもあります。

ほとんどの人は、たとえ心の中では医者を嫌っていても、表面的にはへりくだって「ありがとうございます」と振る舞うのが普通ではないでしょうか。逆から見れば、医者に心から感謝し、尊敬しているという人は少ないのかもしれません。

偉そうな医者はこうしてつくられる

私は大学に長く籍を置き、若い医者や学生を教育・指導してきました。その経験から言いますと、医者だから人間的に優れているかというと、そうではありません。むしろその逆で、性格がよくない人間が多いように感じています。

どちらかと言えば、子どもの頃から勉強ができて苦労したことがないために人の気持ちがわからない人や、「医者は安定した収入があっていい商売」という打算から医学部を選んだ人、親も医者の人が多いため苦労知らずで他人を思いやることができない人など、人間的にどうかなと感じる人が多いと感じています。

これは、周りに甘やかされて性格が悪くなったのかもしれません。大学で医学生を教えたこともあるのでそんなふうにも思っています。

例えば、医学部に入ると、その途端、周りの目や態度が違ってきます。親にしてみれば医学部に進学した自慢の子どもであり、親戚からは「○○ちゃんはお医者さんになるんだね。立派なお医者さんになってね」などと言われたりします。

そして、実際に医者になると、さらに周りの目が変わってきます。嫌味に聞こえるかもしれませんが、男性が医者になるととてもモテます。女性も同じです。それは、男女ともに医者は「立派な職業」として認められ、それなりに高額な給料を安定して得られる職業であると、周囲の人が感じているからでしょう。

このように、**世間的にも評価が高い仕事であることも、医者が偉そうな態度、強気な姿勢になる理由のひとつ**なのかもしれません。

ちなみに、最近は、女性にも医学部がとても人気です。男性に頼らず自立して生きていくためには、安定した職業と収入が不可欠になるからでしょう。加えて、他の業界に比べ、医者の世界は男女差別があまり大きくありません。男性でも女性でも、同じ医者であり給料の格差はありません。

このような理由から、女性も医者を目指す人が増えていると思われます。

欧米では患者ファースト
日本では医者ファースト

今から20年以上前になりますが、私が久留米大学の教授だった頃、アメリカとヨーロッパの大学を、それぞれ2か月に渡って視察したことがあります。

このときの経験は非常に勉強になるとともに驚かされました。

欧米では患者が病院や医者を選ぶことがほとんどです。国民の誰もが、同じ医療を非常に安く受けられる国民皆保険制度の日本とは異なります。

アメリカなどで、いい病院・医者に診てもらうには高額なお金がかかり、患者側の負担を軽くするには、民間の医療保険に加入しなければなりません。加入している保険によって受けられる医療も変わります。一方で、いい医療を提供していれば、多くの患者さんが訪れ、人気が高ければ高額な医療費を設定することも可能です。

その結果、欧米の医療業界では、医者目線ではなく患者さん目線で医療を行うことを第一にしています。より多くの患者さんに選んでもらうために、医者は絶えず患者さんとの関わり方をよくする努力をしているのです。

その第一歩として**「医者はコミュニケーションスキルの基本を身につけることが大切」**ということが、ごく当たり前の考え方として浸透していました。このスキルは、「患者さんに対してどのような治療を行うか」という説明を、わかりやすく伝え、納得してもらうために、とても重要で欠かせない能力です。

また、アメリカは訴訟社会でもあるため、自分の受ける医療に不満があったりミスがあったりすれば、すぐに患者から訴訟を起こされるというリスクがあります。それを避けるためにも、治療法の説明は非常に重要なのです。

さらに、多くの患者さんから選ばれるために、自身の**医療スキルも磨き続けなければなりません**。

このような患者ファーストのアメリカとは逆に、**日本では患者さんよりも医者のほうが立場が上**というイメージがあります。

患者は「医者まかせ」が当たり前で、「先生の言う通りにすればいい」と自分の病気や治療法に対して積極的に考えない人がほとんどですし、医者も「医者の言うことは絶対」という考えを持つ人が少なくありませんでした。

日本で患者さんに対して十分な説明がされていないのは、医者のコミュニケーション能力の低さも関係している――私はそう感じたのです。

日本の医者に欠けている〝コミュニケーションスキル〟

視察から帰国した私は、久留米大学の医学部で、患者さんに信頼され、よりよい医療を行うためのスキルを学生に教えることに決めました。特に重要視したのが、コミュニケーションスキルです。

欧米では、医学部に入学するとごく初期にコミュニケーションスキルを教えています。ところが、日本の医学部にはそうした授業がありませんでした。そのため、日本の医者のコミュニケーションスキルが決定的に劣っていたのです。

自分が行う検査や手術について、どう説明すれば患者さんにわかりやすく伝わるのか、納得してもらえるのか……。話し方や説明の仕方、どう伝えれば相手にわかりやすく伝わるかは、技術として学ぶ必要があります。

医療訴訟の原因に多いのが、医者の説明不足による不誠実な態度であると言われています。もし、手術がうまくいかなかったり、検査でミスがあったとしても、日頃からコミュニケーションを取り、それらのリスクについて誠実に説明・対応すれば、患者さん側も納得して訴訟にまでは発展しません。

日本でも欧米のように医学部のごく初期にコニュニケーションスキルを教えよう――私はそう考え、実践したのです。

現在は、日本の医学部でも「医者にコミュニケーションスキルが不可欠」という考え方が浸透し、そうした授業を行っているところも多くなりました。

学生の頃からスキルを学び、日々実践していれば、将来医者になったとき、患者さんに正確でわかりやすい説明を適切に行える医者に育つでしょう。医療の質を高めるためにも、患者さんに満足していただける医療を提供するためにも、今後、コミュニケーションスキルを備えた医者が増えることを願っています。

忙しすぎる勤務医
実はブラックな日本の医療業界

医者は、給料がよくて患者さんからは敬われる、すごくいい仕事だと思うかもしれません。しかし、実際のところ、医者は睡眠時間を削って働かないといけない、いわばブラック企業なのです。

医者で最も忙しいのは、医学部の卒業後にスタートする2年間の研修期間です。この期間は一般的に研修医と言われ、さまざまな診療科を周り、臨床現場での経験を積みながら医者としての基礎を身につけます。

医学部を卒業し、医師国家試験に合格して医師免許が取れたとしても医者としての経験はゼロです。まだ医者になる前のヒヨコにすぎませんから、さまざまな治療や検査について、働きながら経験を積む必要があります。

例えば、内科でしたら外来の診察方法、血液検査結果の見方、内視鏡の扱い方、看護婦さんへの指示の出し方、薬の使い方など。外科でしたら手術の仕方、術後管理の仕方、患者さんへの説明方法など。そのほかに心筋梗塞で運ばれてくる患者さんの救急処置をはじめとする救急医療や、高齢者を中心に診る地域医療など、挙げればキリがないくらいたくさんのことを学びます。

現在の医療は専門分野がこまかく分かれていて、内科だけでも循環器内科や糖尿病内科、消化器内科、呼吸器内科などたくさんの診療科があります。外科も同様で、消化器外科、心臓外科、整形外科など多数の診療科があります。

これらの基礎を学ぶため、最初の2年間は基本的で重要な内科や救急を経験して、診療の基礎を学ぶよう定められているのです。

とはいえ、この2年間は殺人的に忙しく、実際に過労死する研修医もいました。2002年には研修医の過労死に関する裁判が行われ、研修医の待遇が見直されることになり、2004年には臨床研修医制度がスタートしました。

また、最近では「働き方改革」の影響を受け、過度な労働は禁止されました。そして、２０１８年からは2年間の初期研修が終了した後、専攻分野を決めてからより高度な知識や技術を習得する後期研修が導入されました。後期研修は基本的には3年間ですが、厚生労働省による明確な定義はなく、学会や医療機関ごとに独自の制度が設けられています。

ちなみに、現在はこの3年間の後期研修が終わると専門医の試験を受けることができます（１５３ページ）。

研修医の待遇がよくなったのはとてもいいことなのですが、その一方で困ったことも出てきています。

例えば、それまでの研修医は、夜中に救急車で運ばれてくる急病人や、入院病棟で夜中に急変する患者さんの治療を、研修という名目で担っていました。病院にとっても必要な人材ですし、研修医にとっても救急医療や緊急の処置を学ぶことができるため、これは必要なことであり、お互いのニーズが合致していたのです。

ただし、そのために研修医は殺人的なスケジュールに追われていました。それこそ寝る暇もないという状態です。

過重労働ではあるのですが、研修医自身も、将来、自分が医者としてやっていく道で必ず役に立つとわかっています。だから、イヤイヤやっていたということでもなかったのです。

ところが、働き方改革でこれらのいわゆる残業が、すべてダメということになりました。言ってみれば、一般的な会社員と同じように9時～5時の勤務をするように国から定められたのです。

実は、これで病院は人材不足に陥りました。研修医がカバーしていた業務を、他の医者に割り振らないといけなくなってしまったのです。結果、**もともと忙しかった勤務医が、さらに多忙に**なってしまいました。

確かに、2年間の研修期間はとても忙しいです。ただし、かつては研修期間が終わってどこかの病院に勤務するようになれば、少し楽ができるようなシステムになっていました。逆に言えば、だから2年間がまんできたという面もあります。ところが、働き方改革の影響で研修期間が終わって勤務医になっても、忙しさは変わりません。

内科でも外科でも、まず外来診療という患者さんを診察する時間があります。これは週1～2回くらいでしょうか。外科であれば、手術を行う日もありますし、その説明も必要です。また入院している患者さんの治療も行わなければなりません。

そして、さらに時間を取られるのが、さまざまな会議です。企業もそうですが、病院を円滑に運営するためには会議が欠かせません。実は、大学病院では結構たくさん会議があるのです。

こんなふうに勤務医、特に大学病院や国公立の病院など大きな病院に勤務する医者は、寝る暇もなく働かないと追いつかないくらいの、たくさんの業務に追われることになってしまっています。

そして、**その皺寄せは患者さんにも影響している**のです。そのひとつの例として、大学病院などでの一人に対する診察時間の短さが挙げられます。

病院であった驚くような本当の話

ここからは、「病院嫌い」「医者嫌い」になっても仕方がない、具体的な例をいくつか紹介しましょう。これは私の患者さんから聞いた話なのですが、**私がその立場であっても憤慨するようなことばかり**です。

ただ、医者の立場から言わせていただくと、**日本の医療のシステムの問題だと感じるものも**あります。これらは悩ましい問題ではあります。

質問に答えてくれない医者

設備が整って、ちゃんとした専門の医者がいるからと大学病院の眼科を受診した患者さんは、30代くらいの若い医者の診察を受けました。

受診した際に2時間近く待たされたうえ、診察時に受けた説明でわからないことがあったので質問したところ「質問がしたいなら、ほかの病院に行ったらどうですか」と言われたそうです。その患者さんは、腹が立って二度と大学病院には行かないと決心したとのこと。それも無理からぬことです。

医療業界には「インフォームドコンセント」という言葉があります。これは「説明を受けて納得した同意」「十分な説明と同意」といった意味があります。医者など医療従事者は患者さんに対して病気の状態や治療、検査について十分な説明を行い、患者さんはそれに対して疑問があれば質問し、内容について納得したらその医療行為に対して同意します。

これはすべての医療行為において必要なことです。この医者の言葉は患者さんの疑問を無視しており、説明責任を果たしていません。

ダメな医者に当たったとも言えますが、残念なことに**こうした医者はそれほど珍しい存在でもない**と私は思っています。

手術が必要と言われたが、別の病院では必要ないと

鼻詰まりがひどく、耳鼻科を受診した患者さんは、「ひどい蓄膿だからすぐに手術が必要」と言われたそうです。

さすがにいきなり手術と言われてそのまま受けるのも……。そう思った患者さんが別の病院に行ったところ、そこでは「手術の必要はありませんよ。そのまま手術を受けなくてよかったですね。ひどい話です」と言われたそうです。

実は、こうした例は珍しいことではありません。

そして、逆のパターンもあります。

いつも通っている病院ではCT検査を受けたことがなく、受けるようすすめられたこともなかった患者さんが、私のクリニックを受診したことがきっかけでCT検査を受け、ガンが見つかったという話はけっこうあるのです。

私は、クリニックに通院している患者さんには、胸部と腹部のCT、胃の内視鏡(胃

カメラ）検査を毎年、大腸内視鏡（大腸カメラ）検査はポリープがなければ2～3年ごとに行うことなどをすすめています。定期的に検査を受けることで、ガンが早期に見つかり、心筋梗塞で突然亡くなることなどが、ほぼなくなるからです。

私のクリニックの患者さんは、ほとんどが糖尿病の患者さんです。

糖尿病の患者さんは、糖尿病が原因で死ぬことはありませんが、ガンや心筋梗塞、脳卒中になる可能性が非常に高く、寿命は平均よりも10年ほど短くなっています。

つまり、糖尿病の人は血糖コントロールや薬を飲むことも大切ですが、ガンや心筋梗塞、脳梗塞を定期的にチェックして、いち早く対応することも大事である、というのが私の考えです。ですから全員に早期発見のための検査をすすめます。

ただ、すべての医者がそうした検査をすすめるかと言うと、そんなことはありません。**患者さんに必要な検査や治療を適切に選択できない、知らない医者が存在する**ことは、間違いない事実です。

大腸内視鏡検査で大腸に穴を開けられた

検査を受けて大変なことになってしまった患者さんもいます。

その患者さんは、近所にある内視鏡検査で有名なクリニックを受診しました。受診の際に「私が検査します」と言ったドクターは、そのクリニックの有名な先生ではなく別の先生でした。

ちょっと嫌な予感もしたそうですが、断る勇気もなく事前の説明に同意して検査を受けたそうです。すると、検査後しばらくしてお腹が強烈に痛くなり、その場で「痛い痛い」と叫び、動けなくなりました。

そのクリニックでは対応できず、救急車を呼び、大学病院に搬送されることになりました。なんと、大腸内視鏡検査で腸に穴があいてしまったのです。

大学病院で緊急手術を受けましたが、人工肛門になってしまいました。

その患者さんは、その後、検査したクリニックに行って担当の医者と面談しましたが、その医者は悪びれることもなく、「私はあなたを含めてまだ2人しか腸に穴をあけたことはありません」と言い放ったそうです。

許せないと弁護士に相談したのですが、「残念ですが医者は守られているから裁判には勝てません」と言われたそうです。このように、大腸内視鏡検査で腸に穴があくなど、重大な医療事故は決して少なくありません。だからこそ、**上手な先生に検査してもらうことがとても大事**なのです。

この患者さんはしばらくしてから、人工肛門を外して普通に排便できるようになりました。でも、一時的にせよ人工肛門になったことは、患者さんにとってはとても辛い経験だったことでしょう。

医療ミスで腎臓を失ってしまった

40代で腎臓病を患っている患者さんは、尿管結石の手術で腎臓を失いました。数年前に、尿管結石になり、どうしても石が取れなかったので、ある大学病院で手術を受けることになりました。

ところが、**手術を担当した医者がミスをして尿管を切ってしまった**のです。**尿管**

が傷つくと、腎臓でつくられた尿が体の中に垂れ流しの状態になります。それを防ぐためには、傷ついた尿管側の腎臓を切除するしかありません。

それで仕方なく、右の腎臓を切除したそうです。明らかな医療ミスではありますが、訴えることはしなかったそうです。

その後、腎臓がひとつになってしまったので腎機能は低下し、クレアチニンが1・5mg／dL前後と少し状態が悪い腎不全に陥ってしまいました。

将来を心配した患者さんは「今後どうすればいいのでしょうか」と、私のクリニックを受診されました。

私はクレアチニンが4mg／dL以下なら人工透析にならないように治療ができます。しかし、クレアチニンが2mg／dLになったら、自由診療でしか認められていない薬が必要な状態です。この患者さんの場合は、まだそこまでの数値には至っていません。だから、「そうなったら私のクリニックを受診してください。絶対に透析にならないように腎臓を守ります」とお伝えしました。現在は、手術した病院とは別の病院に通い、腎臓の治療を続けています。

白内障の手術を受けたらほぼ失明状態に

白内障は眼の中にあるレンズ（水晶体）が濁ってしまって、視界がぼやけたり、かすんだり、ものが二重に見えたり、まぶしさを感じるといった症状に悩まされる目の病気です。

珍しい病気ではなく、加齢とともに増加します。目薬などでは進行を抑えることしかできないため、治療には手術が必要です。

比較的、簡単な手術なので、すすめられて受ける人も少なくありません。ところが、私の患者さんは、すすめられるがままに大学病院で白内障の手術を受けたところ、**手術を担当した若い医者が失敗**してほぼ失明状態に陥り、白杖を使わないといけないような状態になってしまったのです。

この患者さんはすっかり気落ちしてしまい、塞ぎ込んで、最終的にはうつ病のようになり精神的にもまいってしまいました。

この患者さんの奥さんは、目が見えない旦那さんを支えることができなくなり、高齢者施設に入ってもらうことにしました。

これはとても悲しいことです。

このようなことにならないためにも、いい病院や医者を探して選ぶことがとても大事です。あなたの将来の人生をも変える可能性があるのですから。

ある検査をお願いしたら怒鳴られた

糖尿病を患っている70代の患者さんは、体調の悪さを感じて近所の内科を受診したところ、年寄りの医者に診察され、とても不愉快な思いをしたそうです。

そもそも、そのクリニックを受診したのは、私の著書を読んで、腎臓の検査は尿アルブミンが大事であることを知り、その検査を受けたいと思ったからとのこと。

その医者は、診察するのも面倒そうで、いかにも何をしに来たんだという、偉そうな態度だったそうです。さらに、尿アルブミンの検査を受けたいと伝えると、「なんでそんな検査をしろと言うんだ」「そんなにその検査をしたいんだったらほかの病院に行け」と言って、突然ひどく怒り出したそうです。

この患者さんは、「**この先生は腎臓の検査のことを何もがわかってないんだな**」と思い、医者を変えることにしたそうです。

腎臓病があるからあなたの人生は絶望的

私の知人の話になるのですが、3歳の頃から腎臓を悪くして、大学病院などで長く入院していた患者さんがいます。

当時、腎臓病は治らない病気だったので、安静にするしか治療法はありません。だから、小学校でも中学校でも体育はいつも見学でした。

高校を受験したとき、受験先の学校の校医に会うように言われ、面談したそうです。その校医からは、「あなたは尿タンパクがたくさん出ているので腎臓病です。腎臓病は治らない病気なので、将来は人工透析になるでしょう。普通の仕事に就くこともできません。あなたの将来は絶望的なものです」と、他人事のように冷たく言われ、泣きたい気持ちになったそうです。

その高校の受験結果はダメでした。成績には自信があったので、病気のことが原因だと感じ、「医者というのはひどいものだなあ」と思ったそうです。その後、腎臓病に対するいい薬ができて、治せるようになりました。現在は、尿タンパクはほとんど出なくなって腎臓病も治っています。

このように医療は常に進歩しています。**今は治らない病気であっても、将来それを治す薬や治療法が開発されるかもしれません**。この校医のようにひどいことを言う医者がいるのはとても残念なことです。

患者にも病院にも迷惑なパワハラドクター

これは東京都内の有名な病院であった話です。

40代の循環器内科の医者は、心臓カテーテル治療を行っていました。心臓カテーテル治療とは、心筋梗塞の予防のために、心臓の血管にステントという血管が詰まらないようにする器具を入れる治療のことで、専門的な技術が必要です。

その医者は手術の腕は悪くなかったのですが、**些細なことで看護師やスタッフを怒鳴り散らす**という性格でした。

あまりにもひどいので、職員は「こんなひどい扱いを受けた」「こんな暴言を吐かれた」と病院長に直訴しました。

それを聞いた病院長は、確かにこれはひどいしこの先生はおかしいと考え、その医者を院長室に呼んで、「職員から不満の声が強く出ている。ほかの病院に行きませんか。辞めませんか」とはっきり伝えたそうです。

すると、その医者は怒り狂い、「不当解雇だ」とその院長を訴えました。そして辞めるどころかその病院に居座ったのです。

なぜなら、その病院は日本でもトップクラスと呼ばれる有名病院で、その医者にとって「その病院の医者である」ということが大きなステイタスになっていたからです。その先生の手術のレベルはそこそこで、一般的な病院では誰も「腕のいい先生」とは呼んでくれない程度でした。しかし、その病院で治療をしている自分だから「かっこいい」「優れている」と誇っていたのでしょう。知人のなかには持ち上げてくれた人もいたのかもしれません。

つまり、自分の腕ではなく、一流ブランドの病院にいることが自慢だったということです。辞めさせられるなんて、その先生にとってはとんでもないことです。どうしてもその病院の医者でいたかったのでしょう。

裁判は、一審では病院側が勝訴しました。当然だと思います。病院が退職を勧告しても無理からぬパワハラをしたと、裁判所も判断したわけです。

ところが、この医者はさらに控訴しました。高裁の再審では、和解を勧告されたそうです。結局は和解して、その医者は病院を去りました。結局、辞めるしかなかった、ということでしょう。

経験を積ませるために不要な治療を施す

この病院には、もう一人変な医者がいたそうです。同じく循環器内科です。その医者は若い医者の腕を上げさせるために、しなくてもいいようなカテーテル治療を患者さんに行っていました。

なぜ、しなくていい状態だったかがわかったのでしょうか。それは、その患者さんがほかの病院を受診したときに、「あなたの状態だとステントを入れる必要はありませんよ」と言われたからです。

この問題の医者は患者さんが受診すると、しきりに「あなたの冠動脈は狭窄しているので、すぐステントを入れたほうがいい」とすすめたそうです。

もし、患者さんがその医者の言うことを信じてステント治療を受けた場合には、当然その医者がステント治療を行うだろうと思いますが、実際には別の若い医者が担当するのだそうです。

つまり、その医者は経験が少ない未熟な若い医者に、ステント治療の経験を積ませるための患者さんを探していたということです。ひどい話です。

その医者はほかにもいろいろトラブルを起こしていたそうです。私も、その医者と電話で話したことがありますが、非常に横柄で不愉快な思いをしました。患者さんだけではなく、外部の人間に対する態度もおかしな先生だったということです。

その医者はその病院を辞めて、別の地域の少し大きな病院に移りましたが、そこでもトラブルを起こして退職し、現在は小さな病院で働いているそうです。

どこに行ってもトラブルが絶えない先生であったということですね。こういう医者は避けたほうがいいに決まっています。

大学病院で10時間待たされた

一般的に、大学病院や大きい病院は長時間待たされます。

あるとき、肺ガンが見つかった患者さんを大学病院に紹介しました。

その患者さんは、早く診てもらいたいと朝の8時に病院に行ったのですが、診察してもらえたのは、なんと夕方の6時だったそうです。

患者さんが受付をしたとき、外来の婦長さんから「先生は日本一待たせる先生なので覚悟してください」と告げられたそうです。それを聞いていたので、患者さんも待たされることは承知していたのですが、まさかそれほど長く待たされるとは夢にも思わなかったそうです。

とはいえ、その先生の手術の実績はすばらしく、肺ガンの手術では日本でトップクラスです。患者さんは「待たされても仕方がない」と納得されていました。

このような場合、患者さんも大変なのですが、その**先生自身も朝の8時から夜は8時過ぎまで、昼休みも取らず、ひたすら外来患者を診ています**。手術の実績があり、人気がある先生ほど、診て欲しいと希望する患者さんが多く、待たされる時間は長くなります。

このような場合は待つ甲斐がある――私はそう考えます。

胃ガンの手術を受けたら……

ある患者さんの母親は胃ガンの手術を受けたのですが、手術後に「亡くなった」と医者から告げられました。そのとき、心の中では「医療ミスで死んだんだな……」と思いましたが、訴えることはしなかったそうです。

手術中に患者さんが亡くなることは、決して珍しいことではありません。手術のミスによって大量に出血して、残念な結果になるのはある程度やむを得ないことです。しかも、もし訴えても医者は罪にはならないでしょう。

なぜなら**「技術が未熟である」という理由で罪に問われることはない**からです。例えば、外科医になったばかりの新米の医者の手術は、当然のことながら下手です。小さな失敗をすることも多いでしょう。小さな失敗を繰り返しながら、立派な一人前の外科医に育っていくのです。つまり、ある程度のリスクや失敗はやむを得ないということになります。

しかしながら、皆さんに覚えておいていただきたいのは、もしあなたやご家族が手術を受けることになったら、**少なくともその病院で一番上手な先生に手術してもらいましょう**、ということです。「そんなこと言えません」「そんなこと言ったら相手が嫌な思いをするだろう」などという日本人的な考えは捨てましょう。

なぜなら、ほかのことならまだしも、手術や危険な検査は命がかかっているからです。**お人好しになったり、いい子になろうとしたりする考えは、あなたや家族の命を危険にさらします**。命に関わることですから、あなたが希望することをはっきり伝えましょう。

第2章

ここがヘンだよ日本の医療

欧米に比べて遅れている日本の医療

「日本の医療は世界一」——そう思っている方がある程度いらっしゃるでしょう。しかし、それは大きな間違いです。実際にはアメリカやヨーロッパのほうが医療は進んでいます。

日本は「国民皆保険」というとても優れた公的な医療保険制度があるため、**すべての人が驚くほど安く医療を受けられる**という利点は確かにあります。

ただし、残念ながら、誰でも安く受けられるという利点が逆にネックになり、最高の医療を受けたいと希望しても、そうできるようにはなっていません。

例えば、アメリカでは、お金がある人は最高の医療を受けるために、いい病院を探してそこを受診できるシステムが整っています。

日本と違い、アメリカの医療費はとても高額です。1日入院しただけで100万円以上かかる病院がザラにあります。

お金を持っている人は、自分の命がかかっているから、高額でも最新の医療を求めます。高度な医療を提供することができれば、お金に糸目をつけない患者さんがそれを求めて受診するので、病院や医者サイドは最新の機器を取り入れて、技術を磨きます。その結果、医療レベルが上がっていくのです。

医療の選択肢が多いアメリカの保険制度

アメリカにも医療保険制度があります。

日本と違って民間の保険会社がいくつかあり、企業がそれぞれ保険に加入しています。保険会社によって加入条件や内容が異なるうえ、同じ保険会社のなかにもいくつものグレードがあり、そのグレードによって保険でカバーされる内容、納める保険料の額や、治療を受けたときの自己負担額が異なります。

基本的には中小企業よりも、大企業が加入している保険のほうが充実した内容が多く、保険料の**自己負担額を高くすることでより内容が充実したグレードを選ぶこ**

とができるなど、かなり複雑な内容になっています。

日本との違いは、お金を出せば最高の医療を受けることができ、医療保険も選択の余地があるという点です。

もし高額な医療を受けたとしても、手厚い保険に入っていれば、自己負担額はそれほど高額にはなりません。日本でも医療費の自己負担額の上限が定められていますが、アメリカにもそうしたシステムが存在し、上限額に達した後の医療費は100％保険でカバーされるからです。

一方で、失業していたり、所得が低い個人事業主や小さな会社に勤めている場合は民間の保険会社と契約していないため、全額自己負担となる高い医療費を払えず、病院を受診することができません。これはアメリカで大きな問題となっています。

低所得層の太っている人は、高血圧や糖尿病にかかっている人が多いのですが、高額な医療費を払えないため、病院に通わず薬も飲んでいません。寿命が短くなってしまうのも、当然のように出てくる問題なのでしょう。

アメリカでは病院も医者もシビアに選ぶ

複雑な医療制度のアメリカに比べ、日本の医療制度は医療費だけ見ると非常にシンプルです。どこの病院で治療を受けても同じ金額を支払います。

これに対し、アメリカでは受ける医療によって医療費が大きく異なります。自分が入っている医療保険にも左右されますが、希望すれば自己負担額を増やすことでより高度な医療を受けることもできるのです。

そして、アメリカには高額な医療保険に加入する層がそれなりにいます。その場合、高額な保険料を納めているのだから、自分の病気を治すための治療は、どこの病院で受ければいいのかを知りたい、という強いニーズがあります。

そのため、アメリカには、この病気に対してはどの病院の治療がいいのかというランキングを掲載する雑誌があり、毎年発行されています。

そのなかでも**『U.S.News』が発行するランキング本が人気で、毎年のようにベストセラー**になっています。近年ではホームページでもランキングを掲載しています。

この本は、例えば糖尿病の治療はどこが一番か、心臓病の治療だったらどこがいいのかなどがランキング形式で紹介されています。

アメリカでの死因のトップは心臓病で、特に心筋梗塞で亡くなる人がものすごく多いため、どこの病院にかかればいいのかという情報は、アメリカ人にとってはものすごく重要なことです。

ちなみに、心臓病治療の全米ナンバーワンはクリーブランドクリニックという、オハイオ州にある大きな病院で、大都市のニューヨークではなく、クリーブランドという地方都市にある病院です。

全米ナンバーワンということは、世界ナンバーワンの治療が受けられるということです。世界中のお金持ちが、治療を求めてこの病院を訪れますし、私もこの病院を視察したことがあります。当時から1位だったその病院に勤務している医者は、全米ナンバーワンをキープするために並大抵ではない努力をしていると言っていました。

常に最新の医療機器を導入し、最高の技術を持つ医者、最高のナースなど、医療スタッフの水準を高く保つためさまざまな工夫をしているそうです。今回あらためて調べ直しましたが、2022-2023年の最新ランキングでもナンバーワンを維持していました。

『U.S.News』は、代表的な病気について、よりよい治療が受けられる「ベストホスピタル」を、何十年も前から毎年発表しています。実績がありますし、正確で読者を納得させるため、10項目程度の基準を設けており、信頼性の高いランキングだと認められています。

そのため、病院や医者もこのランキングを気にしており、少しでも上位になるよう日々研鑽を積んでいるのです。

明確なランキングがないから競争も生まれない

残念ながら日本には、このような大規模な調査を行い、多くの方から信頼を得ているランキング本がありません。読者が有益な情報を得られないということもありますが、**病院や医者側にとっても「努力目標がない」**と言えます。

逆に言えば、こうした明確なランキングがあり、「この病院が一番いい」と評価されるようになれば、病院や医者も努力して競争するようになるでしょう。

例えば、私の卒業した北海道大学病院が「肺ガンの手術で日本一」だと評価されれば、全国から「手術して欲しい」という患者さんが殺到するはずです。そうなれば、北海道大学病院は利益が拡大し、設備や人材に投資できるため、ますます病院はよくなるでしょう。

また、北海道大学医学部を受験しようとする優秀な学生も増え、医学部では北海道大学が一番というふうになるのも夢ではありません。

どんな分野でもそうですが、こうした競争原理はその業界を発展させる大きなきっかけになります。**レストランだってミシュランという信頼された格付けがあるから、料理人が頑張って競い合う**のです。

私は常々、日本でも病院の格付けが必要だと感じています。それぞれの病気について、どこの病院がいいのかを明確に示したランキングをつくってもらいたい――そう願っています。それがあれば、患者さんはその情報を見て、どの病院にかかるかを決めることができます。

アメリカのように、多くの人から信頼される病院ランキングをぜひ日本でもつくっていただきたいです。

最新の医療が受けられない国民皆保険の落とし穴

日本の国民皆保険制度は、すべての国民に、いい医療を安く提供できるとてもすばらしいシステムです。

しかし、このすばらしい健康保険制度にも問題が生じてきています。

医学が進歩すればするほど、高価な薬や医療機器などが増えます。その結果、医療費も高額になってきます。

例えば、近年**「ダヴィンチ」という手術支援ロボットが登場**しました。これは腹腔鏡や胸腔鏡を用いた手術で利用される医療機器で、医者が患者に触れることなく手術を行う、これまでの医療からは想像できない、ハイテク技術を用いた画期的な手術法です。

執刀する医者はダヴィンチが映し出す、高解像度な三次元画像を3Dモニタで見ながら、遠隔操作でロボットのアームを動かします。つまり、医者の手の動きがコンピュータを通してロボットに伝わり、手術を行うというものです。

３Ｄモニタの画像は人の目で見るよりも鮮明ですし、ズーム機能も搭載されているので拡大された画像で確認できます。アームも３本〜４本備わっていて、なおかつ自分の腕のように自在に動かすことができます。

ダヴィンチを用いた手術では、「傷口が小さい」「回復が早い」「術後の痛みが少ない」「手術中の出血が少ない」「機能を温存する可能性が高まる」といった利点があります。

これらは、内視鏡を用いた手術で挙げられる利点と同じですが、ダヴィンチを利用すると「従来の内視鏡では難しかった手術が可能になる」「患者さんへの負担がより少なくなる」「医者の肉体的・身体的な負担が減る＝ミスが減る」など、さらに利点が増え、より確実な手術を行うことができると注目されています。

２０２１年のデータでは、日本国内で４５０台以上が導入されており、２０１８

年以降、手術の症例数も増えてきています。これは公的医療保険の保険の適用となる病気や手術法が増えてきたためでしょう。

少し前までは、ダヴィンチを用いた手術の多くは公的医療保険の適用外でした。例えば、胃ガンなどでダヴィンチを用いた場合、治療費は全額自己負担でした。私の患者さんにダヴィンチでの手術を受け方がいらっしゃるのですが、300万円ほどかかったそうです。

高額ではありますが、その患者さんは手術を受けた後、ロボット手術を絶賛していました。「2週間入院したけれど、痛いという思いはただの一度もありません。最高の腕を持つ医者に手術をしてもらえたのですから、300万円を高いとは思いません。むしろ、こうしたすばらしい手術を受ける機会があったことに、私は感謝しています」とおっしゃっていたくらいです。

そんなすばらしい手術なら自分も受けたいと思うでしょう。しかし、そう簡単にはいかないケースがあります。

まず、ダヴィンチは機器そのものが高価なので、導入するには莫大なお金がかかるため「装備している病院が少ない」ですし、またダヴィンチを「スムーズに操る技術を備えた医者も限られている」からです。

さらに、こうした負担の少ない手術があることを「病院から知らされない」こともありますし、「治療費が高額」のため受けられないケースもあります。

病院がダヴィンチ手術という選択肢を教えてくれない理由は以下の事情です。医療は公的なサービスではありますが、経営のためには利益を得る必要があります。自分の病院にダヴィンチがない場合、わざわざそれが受けられる別の病院を紹介して患者さんを逃したりはしません。

実のところ、**もっといい治療法があったとしても、自分の病院で行っていなければ患者さんに話さないというのは、そう珍しいことではない**のです。

治療費が高額になる理由は、ダヴィンチを用いた手術のなかで、公的医療保険の適用になっている病気がそれほど多くないためです。もし、運よくダヴィンチを導入している病院にかかれたとしても、あなたの病気を治すダヴィンチ手術が保険適用になっていなければ、ダヴィンチでの手術を受けることはできません。

これは、厚生労働省がそういうルールを設けているからです。公的医療保険が適用される場合は、そうでない未承認の薬や治療法を用いる自由診療を併用する混合診療は、原則禁止と定められているからです。

なお、ダヴィンチ手術が保険適用される範囲が2018年から増えています。これは朗報でしょう。

ただし、同じ病気でも適用されるケースとそうでないケースがあるため、確認が必要になります。

■ダヴィンチ手術が公的医療保険の保険適用となる例

前立腺ガン　腎臓ガン　肺ガン

食道ガン　胃ガン

直腸ガン　膀胱ガン　子宮体ガン

適用される病気の種類は、同じ肺ガンでも術式などによって、適用外になるケースもある。そのため、自分の治療（ダヴィンチ手術）が保険適用になるかどうかの事前確認が必要となる。

自由診療とは?
混合診療の禁止とはどんなもの?

自由診療とは、公的医療保険の対象にならない診療をひっくるめたものを言います。自由診療には、公的医療保険の保険適用がまだ認められていない最新の治療や、病気の発見や予防のために受ける人間ドックやワクチン接種などが該当し、これらはすべての医療費が全額自己負担となります。

せっかくいい薬があっても、承認されていない薬だと、日本では混合診療が禁止されているので、公的医療保険の診療では患者さんに処方できません。

混合診療とは保険適用の治療や薬と、保険が適用されない治療や薬の、両方を用いた診療のことです。日本ではこの混合診療が認めてられておらず、**たとえ1つでも自由診療の薬を処方すると、他の薬や治療を含め、すべて全額自己負担の自由診療になるのです。**これが今の医療制度の大きな問題だと私は感じています。

一人でも多くの患者さんが人工透析になるのを防ぎたい――そう思ったため、私は自由診療のクリニックを始めました。自由診療なのは、患者さんを人工透析から救う最新の治療を行うと混合診療になってしまうからです。保険では認められていない薬や検査が必要なので、自由診療にするしかないのです。

これを解決するには混合診療が認められることが必須です。そうならなければ、医療の進歩が急激な現代では、患者さんの不利益につながってしまいます。

混合診療を禁止するのは国としての理由があるのでしょうが、このまま続けていくのには無理があります。患者さんの不利益を解消

■自由診療と保険診療

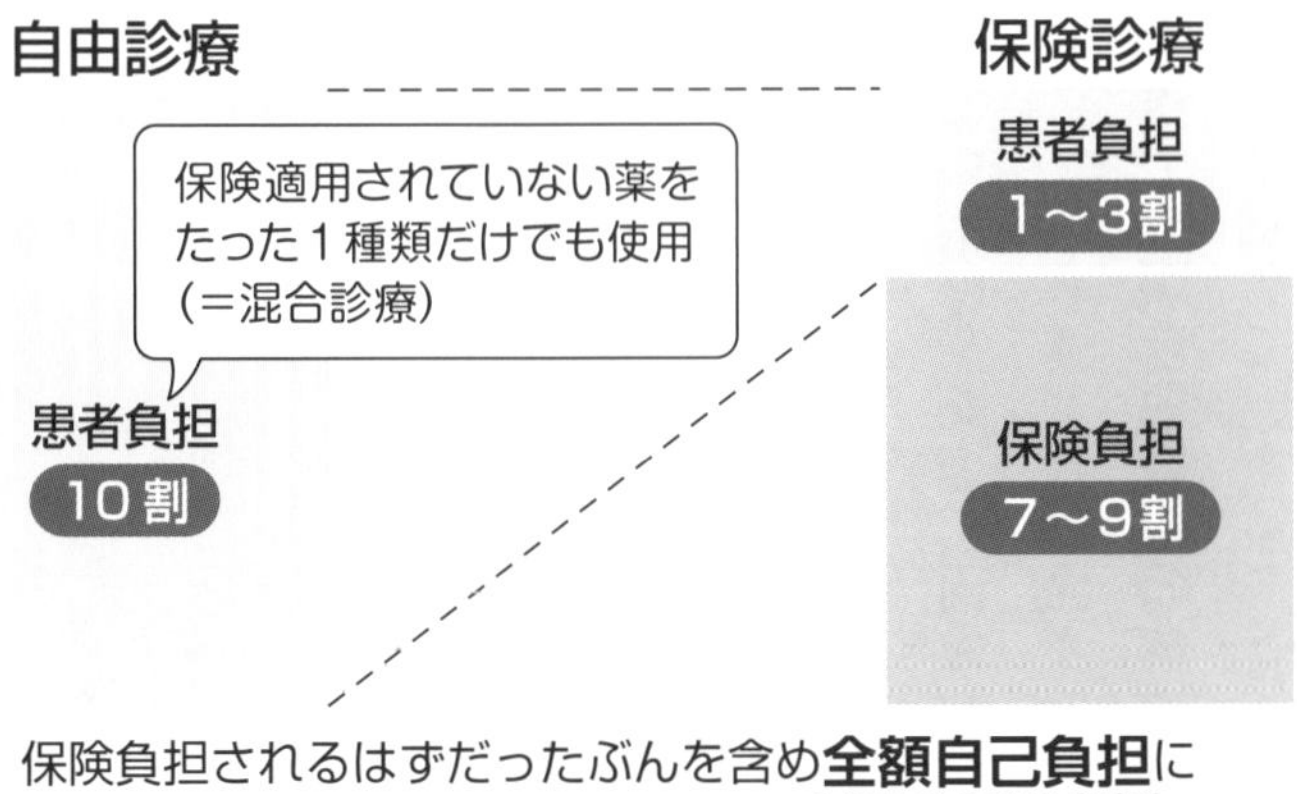

するため、将来的には混合診療が認められるようになるのだろうと考推察しています。

国民皆保険だと、医者も医療機器も不足している病院で治療を受けても、最新の医療機器と熟練の技を持つ医者を備えたトップクラスの大学病院で治療を受けても、**同じ手術を受けたのであれば、まったく同じ料金となり診療報酬に変わりはありません**。これは、ある意味では不公平です。

質がいい医療を提供してもほかと変わらない料金では、欧米のように病院や医者が切磋琢磨するような環境にはならないでしょう。

患者さんにとっては、安いお金で最高の医療が受けられるのであれば、それが理想でしょう。しかし、国民皆保険の制度では高額な医療費を国や地方自治体も負担することになります。最新の高額な医療を公的医療保険の適用にすると、医療費で国や自治体の予算が破綻してしまうかもしれません。

それを避けるためにも、**混合診療を認め、希望する患者さんに自由診療の範囲に含まれる最新医療が受けられるようにしたほうがいい**――私はそう考えています。

公的医療保険を利用すると受けたい治療が受けられない!?

自由診療は、医療を提供する病院や医者がそれぞれで価格を設定し、患者さんはその金額の100%を支払います。当然、自己負担額が1~3割の公的医療保険の診療よりも、はるかに高い金額を支払うことになります。

もちろん、公的医療保険の診療でいい治療が受けられるのでしたらそのほうがいいに決まっています。かつては、保険診療だけで、いい治療が行われていたので、自由診療の必要性を主張する医者はほとんどいませんでした。

ところが、**医療はものすごい勢いで進歩し、それまでにはなかった命が助かるような薬や治療法がどんどん開発**されています。

代表的なのがガンの治療です。以前は、「ガン＝死」と言われるほど、命に関わる恐ろしい病気でした。そのため、現在でも「ガンにだけはなりたくない」と願っている人がほとんどでしょう。

しかし、ガンの治療法も進歩して、治癒率は格段に上がってきています。先ほど紹介したダヴィンチもそうですし、抗ガン剤も劇的に効くものが次々と開発されており、必ずしも「死に至る病」ではなくなってきているのです。

特に抗ガン剤の進歩は目覚ましく、ガン患者の生存率の向上に大きく貢献しています。

一昔前の抗ガン剤は副作用が強く、体への負担が大きいため、「抗ガン剤は毒」「抗ガン剤に殺される」といったマイナスイメージを持たれていました。

現在は、**ガンをピンポインに攻撃し、ピタッと合ったタイプのガンに劇的に効く「分子標的薬」という、新しいタイプの抗ガン剤が次々と開発**されています。しかしながら、こういった新しい薬は公的医療保険の適用外のものが多いのです。

また、これもダヴィンチと同様、どのタイプの抗ガン剤が適しているのかを判断するための知識や経験が必要です。実は欧米では、ガン治療は薬物療法を専門とする「腫瘍内科医」が中心になって治療を進めています。

ところが、日本ではこの腫瘍内科医が圧倒的に不足しています。２０１９年のデータによると、アメリカの腫瘍内科医は約1万７０００人、それに対し、日本では１３００人程度、10分の1以下という少なさです。

さらに、日本では新薬が承認されるまでに時間がかかりすぎるという大きな問題も潜んでいます。そしてそれは、現在の日本の公的医療保険制度のデメリットでもあるのです。

■分子標的薬のしくみ

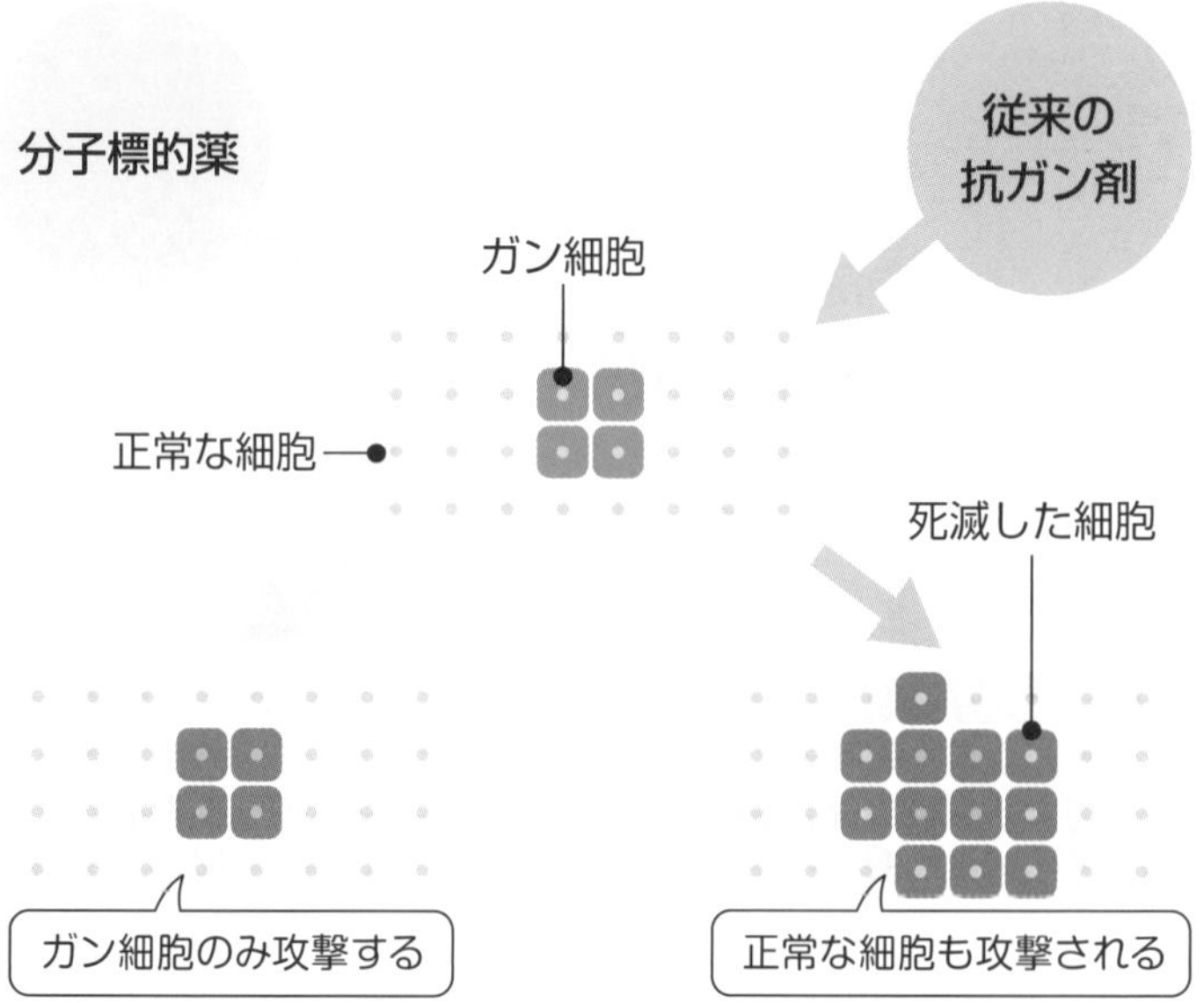

新薬が登場してもすぐに利用できないというジレンマ

基本的にひとつの薬が開発されたとき、有効性や安全性のデータを国に提出して審査を受けます。病院や医者がその薬を処方できるのは、国がそれらのデータをチェックして、「新しい薬として使っていい」という承認が得られてからになります。承認が得られるまでには数年かかりますし、海外で承認が得られたとしても、日本でその薬が承認されるまでにさらに時間がかかります。

例えば、欧米で承認されていて、非常に効果が高い薬があったとしても、日本で承認されるまで待たなければなりません。これらは**「国内未承認薬」と言われ、治療に使用した場合は、その薬代はもちろん、本来なら公的医療保険の適用になる治療費もすべて保険適用外となり、全額を自己負担**することになります。

もちろん、新しい薬にはリスクがあります。欧米で承認されたからといって、日本人にそのまま当てはまるかどうかはわかりません。日本で有効性や安全性を確認してから承認するという手続きは欠かせません。

ただ、ガンと闘っている患者さんは、承認されるまでの時間を待つことができないケースもあります。効果があるのであれば日本で承認されていない薬だとしても試したい――そう願うのは当然のことでしょう。

このようなとき、通常の薬は保険診療で支払い、承認されていない薬だけ自由診療で支払うのが理想なのですが、日本では混合診療が禁止されているので、それが認められません。公的医療保険が適用される治療を選ぶか、通常の薬代を含めすべて自己負担で（この場合、莫大なお金がかかります）承認されていない薬を使うか、どちらかを選ぶしかないのです。これは国の法律で決められているルールですから、どうしようもありません。

この問題に関して、ある患者さんが「日本のルールが間違っている」と裁判を起こしたことがあります。しかし、その裁判では混合診療は認められませんでした。ですから、ガン患者さんが、「どうしても助かりたい。保険がきかない最新の治療を受けたい」と思ったときには、すべての治療費を自己負担でするしかないというのが、現在の日本のルールです。

ただ、抜け道はあります。

例えば、国立がん研究センター中央病院などで、まだ承認されていない薬の有効性や安全性を確かめるために行う、**「治験」という臨床試験に申し込む**方法です。この場合、治療費は無料になります。

治験を受けるためには、自分の試したい薬の治験を行っている病院を探し、その病院を受診しなければなりません。大学病院や国立がん研究センター中央病院など都市部にある大きな病院で行っているものが多いので、地方に住んでいる場合は通院というハードルがあります。いろいろな事情から、受けたくても受けられないというケースも多く、限られた人しか受けられない治療と言えるかもしれません。

コラム

混合診療が認められる例外ケース

混合診療は禁止されていますが、例外があります。

「保険外併用療養制度」と呼ばれているものです。大病院の初診料や入院時の差額ベッド代、歯科の金歯代やセラミック代などがあります。このような場合に混合診療にならないのが、保険外併用療養制度です。通常の診療や薬は公的医療保険の適用になって1~3割の自己負担になり、差額ベッド代などは自由診療の全額自己負担となるということです。

じつは、「治験」も保険外併用療養制度に含まれます。通常の治療代や薬代は保険適用され、治験で試す新しい薬などは全額自己負担となります。しかし、製造元である製薬会社が依頼した治験の場合は、その費用を製薬会社が負担します。その結果、患者さんは、無料で治験薬などを試すことができるのです。

私が行っている自由診療はこんな感じです

混合診療が禁止されている日本で、糖尿病の患者さんを人工透析から救うには、自由診療にして**公的医療保険では適用外の治療や薬などを徹底的に活用**しなければなりません。そのため、私は自由診療を行っています。

私のクリニックでは、1回の診察料は2万円で、それに検査料や薬の料金がプラスになります。診察料が2万円というのは、自由診療を行っている病院では平均的な料金です。ちなみに、慶應大学病院でのセカンドオピニオン（160ページ）外来は30分ごとに2万円で、専門医の診断料は別に加算されます（2023年3月現在）。

薬代は、人工透析を防ぎたいということであれば、たくさんの薬が必要になります。多い患者さんでは1日の薬の量が24錠という方もいます。検査や治療も公的医療保険の適用にならない特殊な内容になります。初めて受診された患者さんの場合は、いくつかの検査を行い、薬を処方すると、7万円くらいにはなります。

これが少し高すぎるという患者さんには、診察料2万円で、現在かかっている病院での検査結果や、処方されている薬を持参していただき、治療のアドバイス（セカンドオピニオン）をお伝えするということも行っています。

また、通常の糖尿病の治療や薬は、公的医療保険が適用できるかかりつけ医で処方してもらうようにして、私のクリニックでは透析を避けるための薬だけを処方する患者さんもいらっしゃいます。糖尿病と腎臓病（透析阻止）を別々の医療機関で治すことになり、治療費が抑えられます。

私のクリニックを受診される患者さんには、飛行機や新幹線などに乗って遠方から来られる方も少なくありません。交通費などを含めると治療費は多額になりますが、それでも人工透析を避けられるのは大きなメリットだと、受診されています。

なぜなら、**人工透析を開始すると、週3日、4～5時間の透析治療**を受けなければばならないからです。旅行に行くのも難しくなりますし、仕事にも影響が出てきます。つまり、QOL（クオリティ・オブ・ライフ／生活の質）が大幅に損なわれるのです。これは患者さんにとって非常に辛いことです。

混合診療が認められれば医療費を抑えられます。1日も早く実現することを願っています。

私のクリニックには、糖尿病以外で受診されている、健康意識の高い患者さんもいらっしゃいます。私の著書を読んで、ガンや心筋梗塞、脳梗塞などから自分の身を守りたい。そのために必要な検査を、紹介してもらいたいと望まれる患者さんです。

会社を経営されている方が多いのですが、こうした方は「もし自分に何かあれば大変。健康管理を完璧にしたい。**健康のためにお金を使うのは当然**」と考え、自由診療を選ばれています。ガンなど治療の難しい病気になったとき、可能な限り最高の治療を紹介できることが安心感をもたらしているのでしょう。

大きな病院では処方する薬を自由に選べない

大きな病院では「どの薬を使うか」も会議で決められています。

例えば、私は糖尿病の専門医なので、新しく効果が高い薬ができたと知れば、薬局にその薬を仕入れて欲しいとお願いしたとします。

ところが、薬局からは「牧田先生、どんどんいい薬が出てくるのはわかるのですが、現在、薬局では管理できる能力以上の薬を採用しています。その薬を採用するのであれば、別の薬をやめていただけないでしょうか。それであれば新しい薬を採用することができます」と返されてしまいます。

私としては、現在採用している薬はすべて必要で削ることはできません。そもそも最低限、必要な薬に絞っていますから……。

それを薬局に伝えると、「それでは牧田先生が希望されている新しい薬の採用は見合わせることにします」となってしまいます。

確かに、ひとつの病院で、**承認されている薬をすべて採用することは不可能なので、制限する必要があります**。どうしても交通整理が必要になるのです。

そこで、古い薬をやめて新しい薬を採用することを検討するのですが、古い薬をやめるのもそう簡単ではありません。

先ほどの理由に加え、同意していただけない患者さんがいるからです。

その大きな理由は値段でしょう。新しい薬はどうしても費用が高くなり、古い薬の何倍にもなります。患者さんは医療費が上がることに抵抗があります。例えば、古い薬が1錠10円だったのに新しい薬は1錠500円のように、かかる金額が桁違いに違うと、いくら新しい薬がいいと医者が説明しても、「今の薬で充分です。このままにしてください」と希望する患者さんがいるのは当然のことでしょう。

いい薬だからといって、すべての患者さんが希望するわけではない。でも効果が高い薬を希望する患者さんに処方したい――そうしたせめぎ合いがあります。

こうしたことに悩んでいる医者が多くいるのです。

病院勤務と開業医の違い
腕と自信があるから開業できる

開業医とは、自らが病院を経営する医者のことで、医者でもあり経営者でもあります。利益を得ることで病院の経営が安定し、自分の収入も上がるので、お金を稼ぐモチベーションがあります。

これに対し、勤務医は病院から一定の給料をもらって働いているので、そうしたモチベーションがありません。

私も、大学病院に勤務していた頃は、患者さんを増やそうとか、収益を上げる治療をしようという気はありませんでした。むしろ、外来診療を行っているときは、患者さんの数が少ないほうが楽でしたから、密かに「患者さんの数が減るといいな」とも考えていました。

ところが、開業すると私の気持ちは一変しました。一人でも多くの患者さんに来て欲しい――切実にそう思いました。

クリニックを開業するためには膨大なお金がかかっています。**借金をして開業したわけですから、このお金を返さなければ大変なことに**なります。なんとか患者さんを増やそうと、開業当時は休憩時間に「糖尿病の専門病院を開業したので、もし患者さんがいればよろしくお願いします」とセールスに回ったこともあります。

こんなことは、勤務医の頃には思いつきもしませんでした。

つまり、開業して個人経営者になると、お金を儲けることに対する考え方はガラッと変わるということです。

さらに、患者さんへの接し方も変化しました。これまで以上にていねいなコミュニケーションを心がけたのです。患者さんの不安を取り除き、良好な関係を築くことで、次に病気にかかったときも再び診察に来ていただけるようになる――そう考えたからです。他の開業医も同じだと思います。

患者さんのなかには、小さなクリニックの医者ではなく、大学病院など大きな病院の医者のほうが優れていると思っている方がいるかもしれません。実際にはそんなことはなく、**むしろ大きな病院のほうが医療ミスのリスクが高い**と言えます。それは、大きな病院ほど会議など雑用が多く業務に追われますし、研修医も多くの業務を担当していることもあり、ミスが起こりやすいからです。

一方、**医者が開業するのはよほど腕に自信がないとできません**。さらに、経営に直結するので少しの医療ミスもないよう最善の注意を払います。これは大病院の勤務医にはありません。患者さんの命を預かっているのは同じですが、開業医はミスをすれば病院の経営が成り立たなくなる。いわば背水の陣で望んでいます。これが勤務医と開業医の大きな違いです。

ただし、親のあとを継いだ場合は、大きな借金を背負っていないため、そうとは言い切れません。あとを継いだ医者の考え方や努力次第で大きく変わります。

また、専門分野でも異なります。手術設備が必要な外科医は独立できませんので、いい外科医は、努力を続けている勤務医です。

開業に踏み切る勤務医は心身ともに疲れている!?

2020年時点での、日本における医者の数は約34万人で、過去最多を更新しています。医者不足と言われていますが、少しずつ医者の数は増えています。また、男性が77％、女性は23％と、女性の医者も増えています。

このなかで、個人で病院を開業している医者は7万人に過ぎません。開業医が多いように感じているかもしれませんが、実のところ少数派で、日本では医者の約5人に1人しか開業していないのです。

数は少ないですが、医者が皆、開業したくないと思っているわけではありません。むしろ大学病院や国公立の大きな病院などを含め、勤務医はものすごく多忙で疲れ果てて、もう辞めたいと思っている医者はたくさんいます。

実際、開業する医者には、**病院勤務に疲れ果てて「こんな生活はもうイヤだ」と言って開業する**方が多いと言われています。その一方で、勤務医よりも開業医が少ないのは、開業するためには多額のお金がかかり、借金をしなければならないことが大きなハードルとなっています。

私もそうですが、ビルの一角を賃貸して開業する「テナント開業」が、一番お金がかかりません。それでも、医療機器を揃えると、おそらく5000〜8000万円は必要です。地方都市などでよく見かける、自宅とクリニックが併設されている建物を建て、駐車場のスペースを確保して開業すると1〜2億円かかるそうです。

開業資金を銀行から借りると莫大な借金を抱えることになります。普通の医者であれば「うまくいかなかったら大変だ」と尻込みしてしまうでしょう。また銀行も開業して成功する見込みがなければお金を貸してくれません。

開業する理由に「病院の人間関係から解放されたい」ということを挙げる方も少なくありません。

医者に限ったことではありませんが、組織に属して働いていると人間関係に関する悩みがついて回ります。「仕事をするときには、人間関係で苦労することに対する償いとして給与をもらっていると思え」という言葉があるそうです。医者も同じで、人間関係には苦労します。特に、医者は職人的なところがあるので、どちらかと言えば気難しくて頑固で偏屈な人が多いように思います。協調性に欠ける人間が多いぶん、人間関係はさらに厳しい——そんなふうに感じます。また、医者には、先輩に厳しく指導され、叱られて文句を言われながら一人前に育っていくという面があります。そのため、人間関係のフラストレーションがたまりやすいのです。

このような人間関係から抜け出すために開業するという人もいるのです。

また、医者には燃え尽き症候群に陥る人が少なくないのですが、その理由にも人間関係の悩みが多数を占めています。右記以外にも、モンスターペイシェント（暴言を吐いたり、理不尽な要求をする患者）に耐えられないといった理由もあります。

実際、病院のなかでも特に忙しい、脳卒中の患者さんを診る脳外科の専門医は、長時間労働や睡眠不足などが続き、燃え尽き症候群に陥る人が非常に多いことが２０１４年の研究報告で明らかになっています。その数は会社員や公務員よりもはるかに多いことからも、医者という仕事が過酷であることがわかるでしょう。

患者さんが病院や医者に不満を持つのもわかるのですが、医者も過酷な環境で働いています。日本の医療の問題点は、第1章で挙げたような医者の資質によるところもありますが、多くを占めているのは公的医療保険という国の制度の問題に原因があるように感じてなりません。

混合診療を認め、ランキングなどにより、利益を上げられる病院が増えれば、一人ひとりの医者の負担が軽くなり、さらにいい医療を提供できるようになります。

こうした日本の医療の現実を、医者だけでなくもっとたくさんの人に知っていただきたいと願っています。現在の制度に疑問を持つ人が増えれば、制度が変わる可能性が高まります。この本がその後押しになることを願ってやみません。

第3章

いい病院、いい医者の条件とは？

すべての病院が最新の治療を取り入れているわけではない

医療の進歩はめざましく、体への負担が少ない治療やこれまで治らなかった病気に効く薬がどんどん開発されています。こうした**最新の治療法を取り入れている病院もありますが、そうでないところもあります**。

ガンの治療を例に挙げれば、体を大きく傷つけることなく、臓器もできるだけ小さく切除する内視鏡手術が主流になっていますが、病院によっては現在でもお腹や胸を大きく切って手術しているところもあるのです。

私の患者さんのなかにも、それなりに大きな病院でガンの手術を受け、術後の腸の癒着で大変な思いをした方がいらっしゃいました。結局、この患者さんは、癒着を改善するために、もう一度、同じ病院で開腹手術を受けざるを得なかったのです。

これは、とても体に負担がかかることでした。

同じ病気を治すための手術でも、1週間程度の入院ですみ、傷跡がほとんど残らない、辛い術後の後遺症もなく治してくれる病院や医者もいるのです。

私はいつも患者さんに「何かあればいつでも電話してくださいね」とお伝えしています。ただ、患者さんは私がガンの専門医ではないからと思われるのでしょうか、相談されないこともあります。この患者さんもそうでした。治療が終わってから先ほどの話を聞いて、残念でなりませんでした。

この患者さんのように、**最新の医療知識がないために、なんの疑いもなく、近いなどの理由でたまたま受診した病院で、お腹や胸を大きく切られてしまった**という人は少なからずいるのではないでしょうか。

正しい医者選びが人生を変える

超高齢社会を迎えた現在、長生きするだけではなく、痛くなく、快適に過ごすことが求められています。正しい医療の知識を得て、それを選択できるかどうかは、こうしたQOL（クオリティ・オブ・ライフ／生活の質）にも関係します。

例えば、60歳、70歳と年を重ねると、腰が痛い、肩が痛い、ひざが痛いなど、いろいろなところが痛くなります。

これらは整形外科的な病気なのですが、医療が進歩した現在、**適切なケアを受ければ、こうした痛みはすべてよくなる**と言っても過言ではありません。現在は痛みに特化した「ペインクリニック」もあります。また、痛みのケアはもちろんですが、悪い部分を治す画期的な治療法も登場しています。

そもそも、痛くないのが当たり前の状態で、どこかに少しでも痛みや違和感があると非常に辛いものです。しかも、その痛みが死ぬまで続くのかと思うと、とても暗い気持ちになってしまいます。

これでは楽しい老後を過ごすどころではありません。

痛みを取り除いてくれる病院や医者を知って、その病院や医者にかかることができれば、痛みのない快適な人生を取り戻せることになります。

痛みだけではありません。糖尿病や目の病気だって同じです。いい医者にかかることができれば人工透析を避けることができますし、目が見えにくくなって生活に支障が出る心配も減ります。

実際に、**私の患者さんのなかには、医者選びに成功し、難しい病気から劇的に回復した方がたくさん**いらっしゃいます。次ページから、いくつかのエピソードをご紹介しましょう。

日本一の名医に手術してもらい肺ガンから生還

60代の男性患者さんは、ある年のCT検査で「肺ガンの疑い」という結果が出ました。精密検査を受けてもらったところ、やはり肺ガンという結果でした。

その結果を聞いた私は、早速、肺ガン治療では日本一の名人だと思っている、順天堂大学の先生に紹介状を書きました。

通常、肺ガンの手術は胸骨を切って大きく胸を開けるため、1か月以上の入院が必要となります。それは患者さんの大きな負担になるため、ダヴィンチを用いて肺ガン手術を行う、しかも日本でトップクラスの腕を持つ先生を紹介したのです。

ダヴィンチを用いると、基本的には1週間ほどで退院できます。この患者さんは糖尿病があるので、少し入院が長引きましたが、**それでも2週間ほどで退院**できました。さらに、術後の痛みもまったくなかったそうです。

患者さんからは「先生にすすめられて定期的にCT検査を受けていたので、早期にガンが見つかりました。そのうえ、すばらしい先生を紹介していただけたので、手術も簡単に終わり、ほっとしています。検査は本当に大事だとつくづく思いました」と感謝されました。

食道ガンが切らずに痛くなく手術できた

私のクリニックを受診されながら、地元の病院での受診も続けていた患者さんはあるとき地元の主治医から「食道ガンが見つかりました。少し進行しているので、すぐ治療しましょう」と言われたそうです。

どうすればいいでしょうかと相談の電話を受けたので、「その病院はお断りしたほうがいいです。私が紹介する順天堂大学の先生に手術してもらいましょう」とアドバイスしました。

紹介したのは、患者さんの体への負担が少ない手術を行うことで、日本一の腕を持っていると私が思っている先生です。

通常、食道ガンの手術では、肋骨を切って胸を切り開きます。この治療は患者さんの体への負担が非常に大きく、術後の経過がよくないことが多々あります。

胸を開くことが体への大きな負担になるのはもちろんですが、食道がものを食べるという生命の維持に欠かせない、重要な臓器であることも関係しています。もし手術がうまくいかなければ、口から食事を摂ることができなくなります。

私が紹介した順天堂大学の先生は、胸腔鏡を用いた手術を行っています。この患者さんも胸に数か所の穴をあけて、そこから内視鏡や鉗子を挿入してガンを切除する最新の手術を受けることができました。

術後の痛みはほとんどなかったそうですし、傷跡も少なかったそうです。

もちろん、こうした最新の手術は卓越した技術が必要で、このような手術を行える医者は限られています。

この患者さんは、初めてその先生を受診したとき、オーラを感じたとおっしゃっていました。「とても優しそうで、しかし信頼できる。この先生なら自分を助けてくれる」と一瞬で確信したそうです。

痛くて歩けなかった患者さんが歩けるようになった

高齢になると骨がもろくなり、ちょっとしたきっかけで骨折してしまうことがあります。高齢者に多いのが、尻もちをつく、転倒する、くしゃみをするなどをしたときに、背骨が潰れるように折れてしまう圧迫骨折です。

圧迫骨折は、これまでは根本的な治療法がなく、痛み止めを飲むなどして痛みを和らげるしかありませんでした。また、痛みのコントロールがうまくできないケースも多く、歩けないくらいの痛みやしびれに悩まされる患者さんも少なくなかったのです。

そんな**圧迫骨折も、近年、画期的な治療法ができました**。「椎体形成術」という手術で、骨折した骨（椎体）に骨セメントを注入して固定するという治療法です。

尻もちをついて圧迫骨折を起こした患者さんから、「痛みで歩けなくなってしまった。近所の整形外科では『どうしようもありません』と告げられた」と相談を受けた私は、この椎体形成術の名医を紹介しました。

紹介した先生は整形外科医ではなく放射線科医です。その理由は、椎体形成術ではどこに骨セメントを注入するかがとても重要で、その正確な位置を知るためには造影剤を用いたＭＲＩ検査が欠かせないからです。

つまり、この手術では診断技術が非常に大きな決め手になるということです。

もちろん手術は成功しました。この患者さんは、手術後すぐに、手術した先生から「ベッドから降りて歩いてみてください」と言われたそうです。「手術したばかりなのに歩いて大丈夫なの？」と驚いたそうですが、おそるおそる立ってみると、手術前まであった痛みがウソのように消えていたそうです。

近所のクリニックではお手上げと言われ、痛みで歩けなくなっていた状態が、その手術で完全に治ったのですから、すごい治療だと私も思います。

この患者さん以外にも、圧迫骨折の患者さんを何人か紹介しましたが、ほとんどの方が完治しています。

ただ、圧迫骨折を起こしてから何年も経ってしまっていると、完治はなかなか難しいそうです。だから、**圧迫骨折と診断されたときは、早めに手術（椎体形成術）**

を受けることをおすすめします。

ガン発見からたった2週間で最高の治療を受けられた

血糖値が高めであることを気にされて、私のクリニックを受診された女性の患者さんから、「先生のアドバイスのおかげで医者選びを間違わずにすみました」とお礼を言われたことがあります。

この患者さんは、糖尿病にまでは進行しておらず、生活習慣の改善で血糖値は正常に戻り、ずっと治療に通われていたわけではありません。ただ、受診されているときに、子宮筋腫があり経過観察を続けていること、さらに1年ほど前に「子宮内膜異型増殖症」という子宮体ガンの前段階の状態という結果が出て、これからどうすればいいのか不安でしょうがないという相談を受けたのです。

私は、その患者さんに子宮内膜異型増殖症からガンに進行するのは3分の1であること、今すぐ治療する必要はないけれど、定期的に検査を続けることが重要であること、さらに、もしガンになったときは治療する病院や医者を慎重に選ぶようアドバイスしました。

具体的には、

・腹腔鏡を用いた手術を行っている病院を選ぶこと（ダヴィンチ手術がベスト）

・執刀医は経験を積んだ医者を選ぶこと

の2点です。

また、**「開腹手術をすすめられたらその病院は避けたほうがいい」**とも伝えました。

近所にある婦人科クリニックで定期的に検査を続けていたところ、半年後にガンが見つかりました。婦人科クリニックの医者からは、その医者が卒業した大学病院とがん研有明病院に紹介できること、希望があれば別の病院でも紹介できることを説明され、そのうえで「大学病院であれば○○部長を紹介できます」「手術もすぐに受けられます」とすすめられたそうです。

ただ、患者さんが大学病院での手術が腹腔鏡を用いているのか聞いたところ「ガンの場合は開腹手術になります。腹腔鏡手術はありません」との返答があったそうです。私のアドバイスを覚えていた患者さんは、その場での返事を避け、自宅に帰り、インターネットでその大学病院とがん研有明病院の両方を検索しました。

すると、がん研有明病院では「子宮体ガンの治療は9割が腹腔鏡手術」とはっきり書かれています。一方、大学病院のホームページでは腹腔鏡手術の実績は紹介されていませんでした。

患者さんは婦人科クリニックにすぐに電話し、がん研有明病院への紹介状を書いてもらうようお願いし、自分で予約の電話を入れたそうです。

幸いなことに数日後の予約が取れ、受診したところ、担当する医者から手術をすすめられました。そして、これはたまたまでしょうが「2週間後に手術のあきがあります。手術しますか？」と聞かれ、あまりのスピードに驚いたそうです。

診察を待っている間に、その患者さんは担当する医者の経歴をインターネットで調べたそうです。内視鏡の専門医であることは確認ずみで、年齢も40代後半くらいでキャリアを積んでいます。実際に診察したときは、質問にも真摯に答えてくれたそうです。そして「この先生ならまかせられる」——そう確信した患者さんは、その場で手術することを決めました。

2週間後に腹腔鏡手術を受け、切除した臓器を調べた結果は子宮体ガンのごく早期。転移の心配はもちろんありませんし、再発予防の抗がん剤治療の必要もありません。傷もごく小さなもので、術後翌日から歩き、5日後には退院してふだん通りの生活が送れたそうです。

術後3週間後の診察で日常生活の制限もなくなり、うっかりすると手術したことを忘れてしまうくらい元に戻っているとのことでした。

右記のような詳しい経過説明と「牧田先生にアドバイスしていただいたので、病院選びを間違わずにすみました。ありがとうございます」というご連絡をいただき、私も嬉しく感じました。

このように、私が紹介状を書かなくても、**気をつけるべきことを知っていれば、患者さんが自分でいい病院、いい医者を選ぶことができる**のです。

人工透析と言われ死にたくなっていたが救われた

私のクリニックを受診されている患者さんで、最も多いのが「人工透析から救われた」という声です。

糖尿病を長年患っていると、どうしても腎機能が落ちてきます。

糖尿病で通院していれば、腎機能を測る血液中のクレアチニンや尿中のアルブミンを調べるという検査を定期的に行っているはずです。治療を始めるタイミングは、一般的にはクレアチニンの数値が異常値（男性1・2mg／dL、女性1・0mg／dL）になったときで、8mg／dLを超えると透析治療が開始されます。最近は、クレアチニンが5～6mg／dL程度で人工透析を始める病院が増えてきているようです。8mg／dLよりも低い数値で導入したほうが、それより高い数値で導入したときよりも寿命が長くなるというデータがあるからです。

私はクレアチニンが4mg／dL以下なら透析にならないように治療することができます。透析を避けることができると聞くと心から救われたと喜んでいただけます。

私のクリニックではクレアチニンだけでなく、尿アルブミンの数値も診ます。**クレアチニン検査の数値は感度が悪いことがあり、クレアチニンの数値だけを診ていたら手遅れになるケースがある**からです。実際、クレアチニンの数値が正常なのに、尿アルブミンの数値が大幅に悪化している患者さんが、いらっしゃいます。

そのため、私のクリニックでは、尿アルブミンの数値を重視し、同時にクレアチニンの数値を診ながら腎機能の低下を防ぐことで、人工透析にならないように治療を行っています。

ある患者さんは、クレアチニンが3㎎／dLになったときに、主治医から「あと1、2年で人工透析です。残念ですがもう避けられません。あきらめてください」と告げられたそうです。その方は、私の著書を読み、すがるような思いで私のクリニックを受診されました。私はその患者さんに「クレアチニンが4㎎／dL以下であれば、人工透析にならないよう腎臓を守ることができます。まだ大丈夫ですよ。透析の心配はありません。私が守ります」と告げました。

患者さんは驚き、涙を浮かべて喜び「先生、私は人工透析と言われて、目の前が真っ暗になりました。そんな私に先生は助けてくれると言ってくれました。まさに地獄で仏に会った気持ちです。わざわざ東京まで来てよかったです。これからは先生に治療をすべておまかせしますので、よろしくお願いします」とおっしゃいました。すぐに治療を開始し、現在も人工透析にはなっていません。

私のクリニックには、このような患者さんがたくさんいらっしゃいます。

いかがでしょうか。ここで紹介した例は奇跡だ、単にラッキーだっただけなどと感じられるかもしれません。

しかし、これは奇跡ではありません。**最高の治療が受けられる病院や医者を選んだから、こうした奇跡のように感じられる経過をたどることができた**のです。

これは、患者さんが「どうにかして治りたい」と、正しい医療の情報を真剣に探し、選んだからこそ手に入れることができた——私はそう思います。

医者もさまざま
すべての医者が名医ではない

さて、では名医はどうやって探せばいいでしょうか。医者の腕には差があるということは、すでにご存知だと思います。

ガンの治療もそうですし、腰やひざの痛みにしても、先ほど紹介したように見事に治してくれる医者もいる一方で、そうでない医者もいます。腕が未熟な医者にあたったら、手術がうまくいかずひどい後遺症に悩まされ、歩くのもままならない人生を送らなければならないという悲劇も起こり得るのです。

今は、ガンは必ず死ぬ病気ではなくなりましたし、ひざや腰の痛みも手術などで治るようになりました。しかし、それには「腕のいい医者に手術や治療をしてもらう」という条件がついてきます。

残念ながら、腕のいいドクターの数は非常に少ないのが現状なのです。神の手を持つと言われるくらいの腕を持つ医者は、口を揃えてこう言います。

「いい外科医は5％程度で、残りの95％は手術が上手くない医者です」

だからこそ、5％の腕のいい医者に手術してもらうためには、**なんの下調べもせず、近くの病院にかかっていてはダメ**なのです。

医者がミスをしないかと聞かれれば、そんなことはありませんと答えます。医者だって失敗することはあります。ただ、失敗したとしても罪に問われることは、ほとんどありません。もし罪に問われるなら、刑務所は医者で溢れかえることでしょう。

言いにくい話ではありますが、どんな外科医にも必ず1例目の手術があります。経験が浅いほど、大なり小なりの失敗を経験します。その失敗を繰り返し、手術数を重ねてやがて名医になるのです。

実は、未熟な医者ほど手術をしたがります。それは早く上手になりたいからです。残念ながら、人形で練習しても上手にはなりませんので、手術により経験値を上げていくことがどうしても必要になるのです。

もし、手術が失敗したとしても、医者から「ごめんなさい」などと言われることはないでしょう。**患者さんは泣き寝入りするだけ**です。

私は、皆さんにこうした実情を知っていただきたいと思っています。そして、いい病院、いい医者を探して欲しい、受診して欲しいと、切に願っています。

本書では、どうすればいい病院やいい医者にかかれるかという、病院や名医の選び方をお伝えしてします。

名医は必ずいます。その探し方が大事なのです。

具体的な探し方は第5章にゆずるとして、次ページからは、いい医者の条件と、私がおすすめするいい病院をご紹介していきます。

医学部のランキングは医者の質に関係ない

病院や医者を選ぶときに、どの大学を卒業しているのかを基準に選ぶ人もいるのではないでしょうか。

確かに、受験の際に目安となる、偏差値による医学部ランキングは存在します。ただ、これは医者選びにはあまり参考にならないと私は思います。

ランキングが上位の東京大学を出ればいい医者になれ、それほど高くない北海道大学や久留米大学を出た医者がダメ、などということはまったくありません。ちなみに、北海道大学は私の母校で、久留米大学は私が教授を務めた大学です。

医者は大学を出てからが勝負です。

外科なら手術の腕を磨く努力、内科であれば広くて深い医療の知識、さらに経験が重要です。そして、それらは卒業して医師免許をもらってからでないと経験できません。

つまり、どこの大学を出たのかということは、はっきり言ってどうでもいいことなのです。受験勉強のテストで高い点数を取る能力と、医者になるのにふさわしい能力とはまったく異なるのです。

では、どの部分からいい医者を見分けるかですが、まずキャリアの長さを参考にしてください。

医者はどちらかと言えば職人気質の職業です。厳しい先輩（大工だったら親方のような存在）に、毎日それはそれは厳しく指導されますが、それも仕方がないことです。医学部を卒業しても臨床での経験はまったくなく、患者さんを自分一人で診察して治療する技術を備えているはずもありませんから。

だから、研修期間という「修行するための期間」が義務づけられているのです。その後も、勤務医という激務のなかで、さまざまな経験を積んでいきます。当然、その間も勉強しながらです。

私は、**医者が本当の意味で一人前になれるのは40歳を過ぎてから**だと思っています。それまでは日々修行、いえ、いくつになっても修行ですね。そうした厳しい修行に耐えられる人でなければ、いい医者にはなれません。

最近、研修期間の厳しさに耐えられず、その期間に医者を辞める若者が増えているそうです。これは、日本の医学部受験では、アメリカのように「医者の適性」について配慮されていないことが関係しているのかもしれません。勉強ができるから医者を目指すというのはちょっと違う――私はそう思います。

重ねて言いますが、すばらしい医者になれるかどうかは、テストで高い点が取れるとか、ランキングの高い大学を卒業したかなどは関係ありません。その人自身が卒業した後で、どれくらい努力したかで決まります。

そして、まずチェックすべきことはキャリアの長さ、つまり医者の年齢です。40歳以上の医者であるかどうかが一番わかりやすい、いい医者のチェック項目でしょう。

〝神の手〟と呼ばれる腕を持つ医者

では、すばらしい医者とはいったいどんな医者でしょうか。

わかりやすいのは、「神の手」と呼ばれる、最高の手術の腕を持つ医者でしょう。**ダヴィンチを駆使して難しいガンの手術を成功させ、患者さんをガンから救う医者**は、間違いなく「すばらしい医者＝スーパードクター」です。

ただ、こうした神の手を持つ医者はごくわずかしかおらず、特殊な存在かもしれません。でも難しい病気であれば、こうしたスーパードクターにお願いするというのも選択肢としてアリだと私は思います。

また、心筋梗塞という心臓の動脈が狭くなってそこに血栓が詰まる病気の治療も医者の技術に左右されます。

心筋梗塞の治療では、発症初期であればステントと呼ばれる器具を血管の中に挿入するカテーテル治療を行います。

カテーテル治療では、まず冠動脈造影検査で、血管が詰まった部位（狭くなっているところ）を調べてから、治療が必要かどうかを判断します。**適切な時期にカテーテル治療を行えば、血管は100%開通して心筋梗塞から患者さんを救う**ことができます。

これもまた上手な医者もいれば、下手な医者もいます。最悪なのは、失敗すると命を落としてしまう危険性があることです。だから、私はこの治療も病院や医者を慎重に選ぶ必要があると思っています。

私は自分のクリニックの患者さんには、信頼している循環器内科の先生を紹介しています。その先生は、「うちの病院だったら失敗することはないですから、安心してまかせてください」と言ってくれています。それだけの経験と自信があるということで、安心して患者さんをおまかせできています。

乳ガンの治療では放射線科医が最高の名医

ガンの治療では手術が第一選択になることがほとんどですが、ガンができた**臓器によっては放射線科医を選んだほうがいい**ケースもあります。

その代表が乳ガンです。

女性に最も多いガンである乳ガンの治療で、私がすばらしい先生だと信頼して患者さんを紹介しているのが、放射線科の先生です。放射線科医の主な仕事は、ＣＴ検査やＭＲＩ検査を行ったときに、撮影した画像をチェックして、その診断結果を主治医に伝えることです。

この先生なら信頼できる、患者さんをおまかせできる——私がそう感じたのは、その先生の講演を聞いて感銘を受けたからです。

先生の説明によると、乳ガンは特殊なガンで、乳房の中にある乳腺という管を伝わり、少し離れたところに散らばっていることがあるそうです。また、近くのリンパ節に転移していることもあります。だから、治療する際には、まずガンがどこにあるのか、転移はないかを正確に把握しておかないと、せっかく手術しても取り残しが出て再発してしまうことがあるのです。

その先生は、乳ガンの疑いがある患者さんに対して、徹底的に検査を行います。一般的に行われているマンモグラフィや乳房超音波検査だけでは、乳ガンの疑い、と言われるだけで、本当にガンなのかどうかはわかりません。

最新の機器を用いてＭＲＩ検査などを行い、どこにガンがあるのか、転移はないかを入念にチェックして、間違いなくガンがあるのか、さらにガンだとしたらどのくらいガンが広がっているのかを確実に突き止め、それを外科医に伝えることがその先生の仕事です。

あとは、その結果を聞いた外科医が手術を行い、その先生の指示通りにガンや転移のあるリンパ節を取り除きます。つまり、**乳ガンでは手術そのものよりも、事前の検査でガンの部位や広がりを確実に突き止める検査が非常に重要**なのです。

乳ガンの患者さんを治療する際には、検査による診断の結果が成功のカギを握っているといっても過言ではありません。患者さんと直接、話をすることはないので、まさに縁の下の力持ちと言えます。

私はこの先生に全幅の信頼を置いているので、患者さんが乳ガンになったときはすべてこの先生に診ていただいてます。非常にお忙しいので、この先生が直接検査できないこともあるのですが、ほかの先生が診断した場合も、間違いがないか必ずチェックされているので安心してまかせられます。

私が紹介した患者さんのなかには、別の病院で「乳ガンです。手術しましょう」と言われたのに、この先生に診てもらって「ガンはありません。手術する必要はありませんよ」とはっきり言われた方がいます。

しなくてもいい手術を避けることができるという面でも、こうした放射線科医の存在は非常に大きいと私は思います。

私がすすめる本当にいい病院

ここまでは、私が自分の患者さんを紹介している、私が「名医」だと確信している先生のお話を紹介しました。ただ、これだけだと、限定された診療科での話になるので、最後に私がすばらしいと思う2つの病院を紹介します。

順天堂大学医学部附属順天堂医院

ひとつめは「順天堂大学医学部附属順天堂医院」で、ここは特に外科がすばらしいです。順天堂医院は外科系の教授が医学部長になったとき、

「これからは学閥をやめて、手術が上手な先生を教授にする」

という方針に切り替えました。

学閥が残っている大学の医学部では大学の優秀な人が教授になります。もし、自分の卒業大学の卒業者に教授にふさわしい人材がいない場合は、ほかの大学から選びます。その場合、自分の出身大学よりも格上の大学を卒業している人を選ぶということが一般的でした。この格というのは、先ほども言ったように、受験のときに参考にされる医学部ランキングで判断されます。

そのため、ランキング上位の大学出身の人は教授になれますが、下位の大学出身だと選ばれることはほとんどありません。

学閥をやめた順天堂医院では、外科でも重要な肺ガンを担当する呼吸器外科の教授には、国立がん研究センター中央病院で手術をたくさん経験した日本一の名医が就きました。消化器外科（低侵襲外科）の教授は、民間病院ではありますが、最近では国立がん研究センター中央病院と変わらないくらい評判がいい、ガン専門のがん研有明病院出身です。

こうしたすばらしい先生が教授となり、難しい状態の患者さんをどんどん救い、メディアで取り上げられるなどして評判を呼んだため、順天堂医院を受診する患者さんはうなぎのぼりになっています。1日の外来患者数は3000～4000人ということですから、それこそ門前市を成す勢いです。

病院の利益が上がったので、順天堂大学では医学部の学費を下げることができました。現在、私立大学の医学部のなかでは1、2を争う授業料の安い大学となっています。その結果、親の収入に関係なく、優秀な学生が順天堂大学を選ぶケースが増え、医学部生のレベルも上がったのです。

また、病院の利益が上がれば、高額な最新の医療機器も導入することが可能です。**学閥をやめるのは、このようなさまざまな面で大きなメリット**があります。

最近では、同様に考えるところも増え、学閥にこだわらない大学病院も出てきました。

しかし、一方でいまだに学閥にとらわれている大学病院が多いというのも事実です。

聖路加国際病院

もうひとつ、私がすばらしいと思っているのが、「聖路加国際病院」です。

この病院はちょっと病院を調べたことがある人なら、みんな知っていると言ってもいいくらい、関東では有名な民間の病院です。長寿で有名な日野原重明先生がいた病院としても、よく知られています。

実は、この病院はアメリカの宣教師（医者でもある）が設立した病院です。英語では「St. Luke's International Hospital」となり、「聖路加」の正式な読みは「せいるか」であることはあまり知られていません。ちなみに、病院名は、新約聖書の福音書のひとつである『ルカによる福音書』の著者である聖人ルカ（西洋では医者や画家の守護聖人とされる）にちなんだものです。

このような由来からも推察できるように、聖路加国際病院はアメリカのような医療を目指す病院です。具体的に言えば、「**患者さんを優しく包み込むような、患者さん本位の医療を行おうとする病院**」だと言えます。

日本の一般的な病院、特に大学病院や国公立の病院は、受付もそっけないし、医者も「イヤなら来なくていいですよ」という態度が多いのですが、聖路加国際病院はまったく違います。

それは、聖路加国際病院の理念である、設立者であるルドルフ・トイスラーの言葉「キリスト教の愛の心が　人の悩みを救うために働けば　苦しみは消えて　その人は生まれ変わったようになる　この偉大な愛の力を　だれもがすぐわかるように計画されてできた生きた有機体がこの病院である」によく現れています。

さらに言えば、**ここも学閥にとらわれていません**。

一般的に大学病院の教授は、そこの医学部を卒業した医者が多数を占めます。聖路加国際病院は付属の医学部がなかったので（看護大学は併設。２０１４年に聖路加国際大学に改称）、優秀な医者が全国から集められています。

特に**乳ガンの治療では日本一**と言われていて、治療の前に綿密な検査を行い、ガンがあるかどうか、ガンだったとしたらどこにあるのか、どこまで広がっているのかをチェックしてから治療を行います。先ほど乳がんのケースで紹介した放射線科のドクターは聖路加国際病院の先生です。

また、心筋梗塞など重篤な循環器疾患の治療でも、聖路加国際病院はとても高く評価されています。それは、循環器内科と外科がすばらしい連携を持ち、命を救うための体制が整えられているからです。

心筋梗塞は救命救急体制が非常に大事なのですが、聖路加国際病院の**救命救急医療は日本一**だと私は思っています。

聖路加病院は24時間、夜間はもちろん日中も、常に救急患者を受け入れています。

昔、地下鉄サリン事件が起こったときも、近隣の病院が原因不明の患者さんが搬送されるのを拒否したなかで、すべての患者さんを受け入れました。多数の患者さんが搬送されたため、当然、ベッドは足りなくなり、病院内に設置されていたチャペルを解放したり、廊下で治療にあたったりしたそうです。これによって救われた患者さんがたくさんいました。このとき、現場のまとめ役として奮闘された先生は、現在、病院長として活躍されています。

いかがでしょうか。どちらもすばらしい病院ですよね。この2つの病院に共通するのは、学閥にとらわれず、優秀な医者が全国から集まっている点です。

例えばですが、大学病院を受診しようと思ったときには、すべての教授の出身大学を調べてみてはいかがでしょう。もし、**そこの大学出身の教授ばかりであれば、その病院は学閥にとらわれた病院**ですから、私はおすすめしません。

最後に付け加えてお伝えしたいことは、最近の大きな病院は医療サービスの改善の努力を行っているため、**神の手を持つ医者に診てもらえる可能性があるということ**です。ガンの場合、1か月や2か月で一気に病状が進行することは、ほとんどありません。ゴッドハンドの順番を待つという選択もいいのではないでしょうか。

コラム

目立たないけれど重要な医学研究

この章で紹介した外科医や循環器内科医、放射線科医は、たくさんの患者さんの命を救うすばらしい先生方です。ただ、こうした治療を支える、違ったタイプのすばらしい医者がいることをご紹介しておきたいと思います。

そのすばらしい医者とは、

新しい治療法を見つけるための医学研究を行っている先生たち

です。医学研究は臨床とはまったく違う次元で、たくさんの患者さんを救うことができます。

例えば、心臓の機能がダメになる「心不全」は、死に至る病気の代表です。日本でも心臓の病気で亡くなる人が増えていて、この心不全を治すことができれば、膨大な数の患者さんを救うことができます。

私の知っている40代の先生は、この心不全の治療にチャレンジしています。臨床の医者とはまったく違ったアングルですが、これもすばらしいドクターの一人でしょう。もしあなたに心臓の病気があれば、将来、その先生の研究に命を救われるかもしれないのですから。

こうした医学研究はとても重要な分野なのですが、残念なことに、現在の日本では医学研究に情熱を傾ける医者がどんどん減っていっています。これは医療に限った話ではありません。すべての研究分野に言えることです。

これまで、日本人はノーベル賞を取る研究者が数年に一度はいましたが、今後は減ってしまうと危惧されています。それくらい研究分野は危機に瀕しているのです。なかでも医学研究は生死に関わる非常に重要な分野ですから、研究者の減少は大きな問題であると私は感じています。

医学研究は世の中の人の目に触れる機会が非常に少なく、ほとんど知られていません。ごく少数ではありますが、この道を選んで、将来のよりよい治療のために日夜研究に励んでいるドクターがいることを、ぜひ知っておいていただきたいのです。

私も、アメリカに5年間留学したときには、医学研究を行っていました。研究の結果、世界で初めてＡＧＥの測定法を見つけることができたことは、老化の最大の原因であるＡＧＥの研究に少しでも貢献できたと思っています。

第4章

病院・医者選びでやめるべき間違った5つの習慣

病気になったときに病院・医者選びに失敗しないために

この本を読んでいる方のなかには、高血圧症や糖尿病などですでに病院にかかっているという人もいらっしゃるでしょう。現在の主治医に満足している人もいらっしゃるでしょうし、不満を抱えている人もいらっしゃるかと思います。

満足している人は、そのままでいいと思っていらっしゃるかもしれません。

その先生があなたの病気を治すための適切な治療を行っていて、将来のリスクも考えてアドバイスしてくれる医者であれば、そのままでも問題ありません。ただ、その判断が正しいかどうかは疑問があると私は考えています。

それは、病気についての正しい知識を得て、自分の病気を治すためにどの病院・医者にかかればいいのかをわかっている方はそれほどいらっしゃらない……。むしろ、ほとんどの方が「自分にとって本当に役に立つ病院選び、医者選びのための正しい情報を知らない」——そんなふうに私は感じています。

例えば、医者を選ぶときに、優しい、感じがいいといった点を重視するかもしれません。でもそれは、いい医者を選ぶ第一条件ではありません。

あなたが病院や医者にかかるのは、「糖尿病を長年患っているけれど人工透析にはなりなくない」「血圧が高いと指摘された。脳卒中や心筋梗塞を突然発症したらどうしよう」「ガンを治したい」など、何かしら心配や不安があり、救われたいと願っているときでしょう。

あなたの病気を治したり、予防したりするためには、医者の感じがいいということより、能力のほうが大切ではないでしょうか。

もちろん、**病状や治療法などについて、わかりやすく説明するスキルは必要**です。これは医者に絶対に必要な能力です。患者さんに必要な病気や治療についての説明をきちんとできるのであれば、一見、冷たそうな感じを受けても、大きな問題ではないでしょう。

実際のところ、私の尊敬するスーパードクターの方々はとても謙虚で人柄もすばらしく、患者さんへの説明も完璧です。説明能力は重要ですが、感じがいいことは、いい医者の第一条件ではありません。

では、自分が病気になったとき、何を基準に病院や医者を選べばいいのかをお話ししていきましょう。

そしてここからはお願いになるのですが、この本を読んでくださった方には、**今後、病院や医者を選ぶという意識を持ち、実際に行動していただきたい**のです。現在の日本では、生死に関わるとても重要なことであるにも関わらず、患者さんの「病院や医者を選ぶという意識」があまりにも低いと感じています。

では、まず、これだけはしないで欲しいという、病院や医者を選ぶときに「**やめるべき5つの習慣**」です。これを知っておくだけでも、病院や医者を選ぶときに失敗するリスクが格段に下がります。

やめるべき習慣①

とりあえず近所の病院に行く

ふだんからかかりやすい病気、誰でも経験するような発熱やセキ、頭痛などといった症状は誰にでも経験があると思います。

こういったとき「とりあえず近所の病院に行く」のはやめましょう。

カゼをひいてこじらせてしまったとき、高熱が出たり、セキがひどくなったり、関節が痛くなったり……。しんどくて「もしかしたら肺炎じゃないのか、このままだと死んでしまうのでは……」などと不安になったことはないでしょうか。

こんなとき、どの病院にかかりますか？

ほとんどの方は、おそらく近所にあるクリニックに行くでしょう。

私は、これをおすすめしません。

「インターネットでクリニックなどを調べて、『呼吸器内科』という看板を掲げている病院に行く」ことをおすすめします。

その理由は、セキを伴った発熱の場合は、呼吸器内科を専門にしている医者の専門分野だからです。セキがなく、鼻水やのどの腫れがひどい発熱の場合は、「耳鼻咽喉科」を受診したほうがいいでしょう。


私は医者は職人だと思っています。現在の医療はこまかな専門分野に分かれていて、**医者は必ず何かしらの専門分野を持っている**のです。

病院の看板やホームページをチェックしてみてください。内科と書かれていたとしても、そのほかに「循環器内科（血圧や心臓の病気などが専門）」「呼吸器内科（気道や肺など呼吸器が専門）」「消化器内科（胃や大腸など消化器が専門）」など、専門分野がこまかく分かれています。患者さんにわかりやすいように、「糖尿病内科」と掲げる病院もあります。

私もそうですが、医者が病気になったとき、その病気の専門外の医者を受診することは絶対にありません。それは、専門外の医者を受診しても意味がないことを、

症状別・選ぶべき専門分野	
セキやタン、呼吸が苦しい	**呼吸器内科**
下痢や便秘、腹痛、嘔吐、胸焼け	**消化器内科**
高血圧、呼吸が苦しい、胸の痛み、動悸、脈の乱れ	**循環器内科**
血糖値の異常	**糖尿病内科、内分泌内科**
頭痛、手足のしびれ、めまい、物忘れ	**脳神経内科**
不眠、不安感、抑うつ状態、摂食障害、物忘れ	**心療内科**
尿の異常、むくみ	**腎臓内科、泌尿器科**
月経の異常、下腹部の痛みや違和感（女性）、更年期の症状	**婦人科**
骨折、ねんざ、関節の痛み、腰痛、出血を伴う傷（軽傷）	**整形外科**
目の異常、視力の異常	**眼科**
鼻水やのどの違和感、耳の異常、めまい	**耳鼻咽喉科**
皮膚の異常、爪の異常	**皮膚科**（アレルギー症状の場合はアレルギー科）

上記の症状から受診する診療科を選び、「〇〇科　専門医」のようなキーワードでインターネット検索しよう。

院長などが「〇〇専門医」と紹介されている病院を選ぶことが大切。

よく知っているからです。

小さな病院やクリニックで一人の医者が診ている場合は、自分の専門を掲げているので、まずはそれをチェックしましょう。

なかには、複数の専門分野を掲げている病院もあります。それぞれの専門分野の医者が複数いる大きな病院は別ですが、医者が一人しかいない個人病院でたくさんの専門を掲げている場合は、得意分野がないということになりますから、あまりいい病院とは言えません。

基本的に、一人の医者が持つ得意分野は多くても2つか3つ程度です。**医者を選ぶときには、必ず専門分野をチェック**しましょう。

参考までに、前ページにかかるべき専門分野を症状別に紹介しておきました。ただし、これらは目安なので、絶対ここでないといけない、ということではありません。

コラム

専門医の制度が整備された

２０１８年より新たな専門医制度がスタートしました。

これまで「専門医」を名乗るときは、日本小児科学会、日本糖尿病学会などの学会にまかせられていました。しかし、学会ごとに基準が異なっていたため、医者のレベルにもばらつきがありました。そこで、専門医のスキルの基準を担保するため、厚生労働省によって制度が整備されたのです。

現在は、内科、小児科、皮膚科のような19の基本領域で専門医を認定しています。

しかし、実際はもう少し詳しい専門に分かれているため、サブスペシャリティ領域としての「専門医」がいます。サブスペシャリティ領域の専門医は、基本領域の専門医を持っている医者が、さらにサブ領域の試験をパスした場合だけ名乗ることができるものです。このサブ領域の専門医については、それぞれの学会に試験等による基準がまかせられています。

やめるべき習慣②

紹介された病院に疑問を持たず受診する

熱が出た、下痢をした、血圧・血糖値が高いなど、ふだんからかかりやすい、重篤でない病気や症状であれば、近くにある専門分野の医者に診てもらっていれば、大きな問題はないでしょう。

ただ、それらの症状が悪化して、命に関わったり、歩けないなど生活に大きな支障が出たときには注意が必要です。

それまで通っている医者は、精密検査が必要になったり、手術を受けるために、より大きな病院を紹介しますが、**すすめられるがまま、その病院にすぐに行くのはやめたほうがいい**と私は思います。

例えば、胃の調子が悪くて近所の消化器内科を受診して、「ガンの疑いがあるので○○病院を紹介します」などと言われたとしましょう。このような場合、紹介先として多いのはその近くにある大学病院などです。

もうひとつのケースは自分が卒業した大学の病院を紹介することです。母校に紹介するのは、紹介される側はもちろん紹介する側にもメリットがあるからです。

大学病院には、経験が未熟な若い医者もいます。彼らは自分の腕を磨くため、難しい検査や手術をする機会を待っています。もしあなたの手術が、未熟な医者でも問題ないと判断されると、勉強中の若い医者が担当する可能性があります。

大学病院を紹介されたときには、どの先生を紹介してくれるのか、医者の名前も確認するようにしましょう。そして、**インターネットなどでその先生の経歴を調べて**、それなりの経験を積んでいるかどうかをチェックします。

紹介される医者のキャリア（年齢の目安としては40代以降）や、年間に手術をどの程度行っているかもチェックします。若すぎると技術が未熟な心配がありますし、年間の手術数が少ない医者の場合も経験不足が心配されます。もちろん、手術数などは載っていないケースもありますが、インターネット検索を駆使して情報を集めることが大切です。

紹介された医者の経歴に不安を感じたときには、別の病院を紹介してもらいましょう。紹介状はどこの病院に対しても書いてもらえます。その先生が紹介しているところしかダメ、ということはありません。

自分の病気や症状の治療について、評判の高い病院や医者を探して、そこを紹介してもらうこともできます。

なかには、「紹介状を書いてもらうようお願いしにくい」「先生の機嫌が悪くなるんじゃないか」などと心配する患者さんもいらっしゃいますが、それで機嫌が悪くなるような医者は、いい医者ではありません。

また、患者さんご自身の命に関わることなのですから、自分の体のことを第一に考えて医者がどう思うかなど、気にすることはやめましょう。

コラム

病院は患者を断ることができない

国民皆保険制度では「医療機関を自由に選べる（フリーアクセス）」と謳っています。患者さんが希望する病院を、制限されることなく自由に受診することができるということです。

救急車を呼んだ場合を考えてみましょう。救急車は受け入れてくれる病院を探して患者さんを搬送しますが、病院側は「今は対処できない」などの理由で断ることができます。これが問題になっている、患者のたらい回しです。

一方、タクシーなどで直接、自分で病院を訪れた場合は、フリーアクセスがあるため患者さんを拒否できません。つまり、専門医のいる病院を自分で訪れれば診てもらえるのです。もちろん、その先生が不在だったら大変ですから、救急車を呼ぶことが選択肢の第一ですが、医療知識のひとつとして、フリーアクセスの原則を知っておくのもいいかもしれません。

やめるべき習慣③

医者が手術すると言ったときに素直に従う

精密検査や手術などを受ける必要があり、大きな病院を受診したとき、「今すぐ手術しましょう」と言われることがあります。このような場合、言われるがままに手術を受ける人がほとんどかもしれません。

私はそれに反対です。

これは手術そのものがダメだと言っているわけではありません。

高齢の方で「今さら手術を受けなくても」などと、手術自体に否定的な方もいらっしゃいますが、医療技術の進歩は本当にめざましく、**優れた手術であれば80歳を過ぎても手術を受けていい**と私は思っています。

例えば、昭和天皇の弟である三笠宮崇仁親王は、2012年に96歳で心臓弁膜症の手術を受けました。これは大変な大手術です。でも成功して100歳で亡くなるまでお元気に過ごされました。

90歳を過ぎた患者さんでも、心臓の弁を取り替えるという大掛かりな手術を安全にできるようになっているのです。高齢の方でも手術を受ける勇気を持っていただきたいと思っています。

50代くらいの男性で「長生きしなくていいから手術しない」とか「延命治療は絶対に受けない」などとおっしゃる方がいるのですが、これは今元気だからそう言っているだけです。

人というのは、命が危険にさらされたとき「絶対に死にたくない」と思うようになっています。脳がそうなっているのです。だから、ガンになったなど実際に命の危険がある病気になり、もしそれが手術で治ると知ればそれを受け入れます。

現在は医療が進み、最新の技術を用いれば、痛くなく、体への負担も少なく、手術して治せるようになってきています。ですから、受けられる手術があるのであれば進んで受けたほうがいいと私は思います。

ただし、それにはいい病院、いい医者にかかることが必須です。特に、**重篤な病**

気や症状に陥った場合は、最高の医者を探して、その先生に手術をお願いすることを私は強くすすめます。

これまでにも紹介しているように、難しい治療ほど、医者の技量によって治療後の状態が左右されます。最高の腕を持つ医者に治療してもらうことができれば、痛みが少なく、入院日数も少なく、確実に治療してくれます。

また、受ける検査や治療が本当に必要なことなのかもはっきりと確認する必要があります。検査や治療のなかには、危険なリスクが伴うものもありますから。

むしろ、極端なことを言えば、どんな検査や治療にも少なからずリスクがついてきますから、必要のない検査や手術は受けないほうがいいのです。

ですから、**入院が必要になると言われた場合は、セカンドオピニオン**を求めてほかの医者の意見を聞くなどして、よく検討しましょう。

セカンドオピニオンとは、現在かかっている病院とは違う医療機関を受診して、治療方針についての意見を求める制度です。ガンなどの治療が難しい病気のときによく利用されます。意見を聞く医者は、その治療について詳しく知っている信頼できる人を探しましょう。

セカンドオピニオンの結果が、かかっている病院とそれほど変わらなければ、受ける必要がある検査や治療だということがわかりますし、異なる治療方針が提示された場合は、考え直す必要があります。

もし、すでにかかっている病院や医者が本当に信頼できるのであれば、素直にしたがって治療を受けてもいいと思います。そうでない場合はセカンドオピニオンを受けて、別の医者の意見を聞くことをおすすめします。

セカンドオピニオンは公的医療保険の対象外なため、自由診療扱いになり全額自己負担になります。一般的には30分以内で1万円〜1万5000円程度ですが、有名大学病院では30分で2万円と少し高額になります。大切な命を守るためですから、お金を惜しまず前向きにセカンドオピニオンを検討しましょう。

セカンドオピニオンを聞くときの流れは次ページを参考にしてください。

セカンドオピニオンの流れ

1 現在の担当医の意見を聞く
→メモを取りながら、しっかりと理解する

↓

2 セカンドオピニオンの病院を決める
→インターネットなどを駆使して病院・医者を探す

↓

3 決めた病院に連絡する
→受診方法や料金、必要書類などを確認する

↓

4 現在の担当医に紹介状を書いてもらう
→紹介状、検査結果の記録などを用意してもらう

↓

5 質問事項をまとめる
→当日、聞きたいことをノートやスマホに書き出す

↓

6 セカンドオピニオンを受診する
→治療方針や検査、手術についても詳しく聞く

↓

7 治療する病院を決める
→どちらの病院で治療するかを決定する

↓

8 現在の担当医に決定を報告する
→聞いた治療方針とどちらに決めたかを報告する

やめるべき習慣④

医者に気兼ねする（遠慮する）

これも、日本人に多く、ぜひやめていただきたい習慣です。

病院を受診したとき、診察室で医者の前に座ると、気兼ねして質問ができなかったり、「こうして欲しい」という自分の希望を伝えることができない人は、わりとたくさんいるのではないでしょうか。

例えば、私の専門である糖尿病だったら、定期的に通院して検査を受けたり、薬を処方されるわけですから、検査でどんなことがわかるのか、必要性があるのか、どのようなことに効く薬なのかなど、聞きたいことがいろいろとあるでしょう。

こうしたとき、医者に気兼ねして質問しないということは、絶対にしないようにしてください。**医療は自分で納得して受けることがとても大事**だからです。

薬を飲むときに、「この薬は本当に効くのかなあ」「薬を飲んで副作用が出たらどうしよう」など、不安を抱えながら過ごすことは精神衛生上よくないことです。また、必要のない検査を行うのも、避けるべきです。遠慮せず、主治医に自分の疑問や不安に思っていることを聞きましょう。

もし、その疑問に対してきちんと答えてもらえないなら、その医者をやめて別の医者を探したほうがいいと思います。

医者にはいい医者もいればよくない医者もいます。**横柄だったり、患者さんから求められてもきちんと説明しないような医者はいい医者ではありません。**納得できない医者に通い続けるのはやめて、質問しても機嫌が悪くなったりせず、あなたにわかるように説明してくれるいい医者を探しましょう。

いい医者はたくさんいますから安心してください。

ただし、あまり笑わないので冷たそうに感じるといった理由で医者を変えるのはやめましょう。病気についてわかりやすく説明ができ、質問に対して的を射た回答ができる医者でしたら、その人はいい医者に必要な説明するスキルがあります。

やめるべき習慣⑤

医療に払うお金を惜しむ

日本の医療費は、欧米に比べて信じられないくらい安く設定されています。アメリカでは1日入院すると100万円はかかります。外来で1回の通院は、治療費だけで10万円くらいはします。医療保険に加入していれば自己負担分以外は保険でまかなわれますが、最初は自分で支払い、あとで返金されるというケースが多いため、患者さんはどのくらいの金額がかかっているかを実感できます。結果、病院や医者を見る目や選ぶ基準は、どうしても厳しくなります。

日本の場合は、軽いカゼくらいであれば、1回にかかる自己負担分の医療費は2000～3000円程度ですみます。これは欧米では信じられないくらいの安さです。

でもここでよく考えていただきたいのです。**安く医療を受けるのと、高額だがき**

ちんと治る治療を受けるのとでは、どちらがいいでしょうか。

例えば、患者さんのなかには、医療費を節約するために検査数を減らせばいいと考える方がいます。「検査を減らしてください。余計な検査はしないでください」と言う方もいらっしゃいますが、それが命取りになることもあります。

糖尿病のような**慢性の病気は検査が不可欠**です。なぜなら、検査しないと病気がよくなっているのか、悪くなっているのか、今の薬や治療でいいのか、副作用が出ていないかなどが判断できないからです。

ところが、「検査はしなくていいので薬だけ出してください」という患者さんや、「病気は薬を飲みさえすれば治る」と思っている患者さんが、実にたくさんいます。特に、コロナ禍以降に増えました。

先ほども言いましたが、治療には検査が不可欠です。病状は変わりますから、同じ薬を飲んでいるからといって、病気が改善して、その状態をコントロールできているとは限りません。ところが、それを理解していない患者さんが多いのです。

この問題を解決するためには、**医者が患者さんの信頼を得ることが大事**であると私は考えています。患者さんが医者の言うことを本当に信頼すれば、どの検査も治療も必要があるからだと理解して、受けてくれるはずです。

もちろん、疑問に思うことはなんでも質問してください。ただ、**検査や治療については、どんなに説明しても、患者さんが医学的に理解するのは難しい**でしょう。だからこそ、医者を信頼できるか否かが大切なのです。

例えば、血液検査でも、医療の正しい知識がなければ、それぞれの検査数値の意味は理解できません。医学部に6年間通い、医師国家試験に合格して、それなりの臨床経験を積んでやっと理解できるくらいの内容です。さまざまな検査の数値を総合的に判断するとなればなおさらです。

もちろん、医者はできるだけわかりやすく説明します。説明する能力は医者にとって大事なコミュニケーションスキルですから、いい医者の条件です。大きな手術の際には、手術前に詳しい資料を渡す病院もあります。ただ、医療の知識が少ない患者さんが、検査や治療について詳しく説明されても、きちんと理解するのはなかなか難しいでしょう。

ちょっと話が大げさになりましたが、「医者に質問するな」「医者を信用するな」ということでは、決してありません。いろいろな質問をして、その先生の答えに納得して、信用できると感じたのなら、あとはすべてまかせるのが、理想的な医者と患者さんの関係だと私は思います。

結局は、「信頼した先生にゆだねるしかない」というのが現実的な話ではないでしょうか。そのためにするべきことは、**「この先生だったら自分の命を預けることができる」という、信頼できる医者を探す**ことです。

そして、患者さんは、信頼できる医者から必要な医療を提示されたときには、それにかかる医療費は惜しむことなく出して、適切な検査・治療・手術などを受けて欲しい――そう願っています。

コラム

60歳を過ぎたら心筋梗塞、脳梗塞に備える

年を取って、例えば定年になると、都会を離れて地方に住むことを考える方もいらっしゃると思います。そういう方こそ、いい病院や医者を探しておいたほうがいい——私はそう思います。

60歳を過ぎると心筋梗塞や脳卒中を起こす可能性がとても高くなります。毎年100万人以上の方が脳卒中になっていて、そのうち90％以上が60歳以上です。これらは血管の老化によるものですから、どうしようもなく避けがたいものです。

しかし、これまでお伝えしたように、心筋梗塞や脳梗塞もいつもと違う体の不調を感じたら、すぐに救急車を呼んで最新の高度な治療を受ければ、完全に治すことができるようになりました。

具体的には、心筋梗塞は心臓の血管の冠動脈が詰まってなる病気ですが、ここ

の部分にステントというものを入れれば、完全にこの病気を治すことができます。死ぬことがなくなるだけではなく、後遺症もなくきれいに完治します。胸の痛みや締めつけられる圧迫感などを感じたら、迷わず救急車を呼びましょう。

同じく脳梗塞は、脳の血管が詰まってなる病気です。これも初期に出る症状、例えばろれつが回らない、手足に力が入らないという症状が出たときに、すぐ救急車を呼んで治療をすれば完全に治ります。足の動脈からカテーテルを入れて、脳の詰まった血栓を抜き取る「血管内治療」という治療ができるようになったからです。

すばらしい画期的な先進治療ですが、これが受けられる病院は限られています。だからこそ、ある程度、年を取ったら、もしもに備えておくことが大切なのです。

地方に住んでいる方も、都会に住んでいる方も、すぐに近くの血管内治療ができる病院を探しておき、いざというときのために備えておきましょう。

第5章

いい病院、いい医者の具体的な見つけ方

病院とは何か？
クリニックや医院とは何か？

前章で紹介した、やめるべき習慣はいかがでしたでしょうか？

これまで、普通にしていたことがダメなことで驚かれた方もいらっしゃるでしょう。なかには医者を否定するような内容もありました。これらは医者である私の忌憚のない意見ばかりです。５つの習慣をやめるだけで、ダメな病院や医者にかかるリスクがかなり減ると思います。ぜひ覚えて実践してください。

さて、この章では、病院や医者の具体的な見つけ方や、医者にかかるときの注意点などについてお話ししていきましょう。

その前にまず、病院の基本について紹介します。

医療法では、医療施設を「病院」と「診療所」に分け、その基準は

病院＝20床以上の入院施設（病床）を有するもの
診療所＝19床以下のもの

とし、20床以上の病床がないところは病院と名乗ってはいけないとされています。入院施設が19床以下のところや入院施設がないところ、つまり「○○医院」や「○○クリニック」などの看板を掲げている一般的な町の病院は、法律上は病院ではなく「診療所」に区分されるということです。診療所は全国に10万強あり、病院は８４００弱あります。なお、この本では「診療所」については、書き分ける必要がある場合を除き、身近な言葉である「病院」や「クリニック」と表現しています。

また、医療法では、高度な医療を提供する「特定機能病院」や「地域医療支援病院」についても定めています。

特定機能病院には、高度な医療を提供することをはじめ、その医療の評価もでき、研修も実施されているなどの厳しい基準が設定され、厚生労働大臣からの認定を得なければなりません。特定機能病院の数は全国で90弱です。

地域医療支援病院は、かかりつけ医などから紹介された患者に対し医療を提供します。救命救急の体制も整っている必要もあり、認定するのは都道府県知事です。その数は全国に700弱あります。

このように病院のさまざまなことが医療法で定められているのです。

■医療法上の病院

病　院	20床以上の入院施設(病床)を有する施設 全国で約8300病院（2018年10月時点）
診療所	病床0～19の施設（○○医院、○○クリニックなど） 全国で約10万施設（2018年10月時点）

特定機能病院

高度な医療の提供、高度な医療技術の開発・評価、高度な医療に関する研修などができる病院。厚生労働大臣が認定。
全国で88病院（2022年12月時点）

地域医療支援病院

他の診療所から紹介された患者の治療、外部の医者が診療・研究・研修に設備・機器を利用可能、救急医療の提供などができる病院。都道府県知事が認定。全国で685病院（2022年9月時点）

総合病院に行くか？
クリニックに行くか？

小さなクリニックと大学病院などの大病院では、その規模や受けられる医療に大きな差があります。カゼをひいたり、おなかが痛くなったり、ちょっとした不調があるときには、どちらを受診すればいいのでしょうか？

この場合は、近所にある専門分野のクリニックを受診しましょう。

基本的に、大学病院や国公立の大きな病院は、一般の病院（診療所）では治療できない、難しい症例を治療するための高度な知識と技術を備えた医者や最新の設備を備えています。大学の医学部という教育機関でもあり、若い医者の修行の場であるという側面もあります。前節で紹介した特定機能病院や地域医療支援病院に分類されている病院です。

不調を感じたときにはまず近所の病院（診療所）を受診しましょう。もし、そこで難しい病気だと判断されれば、その治療ができる大きな病院を紹介してもらえます（もちろん紹介された病院をきちんと選ぶ目を持つことも大切です）。

近所の病院を受診するときは、セキがひどいなら呼吸器内科、おなかが痛いなら消化器内科のように、自分の症状に合った専門分野を掲げている病院にいくことが大切です。（151ページ）。


患者さんのなかには、大学病院など大きな病院のほうがいい医療を受けられると思い込んで、いきなりそうしたところを受診される方もいらっしゃます。その際、紹介状もなく受診すると、診察料のほかに料金がかかり、割高になります。

これは、厚生労働省が大きな病院への安易な受診を抑えるために、あえてそのようにしているのです。

現在、厚生労働省は、病院をそれぞれ役割（機能）分担して、互いに連携することで医療側の負担を減らし、切れ目のない医療を提供できるような政策（「地域医療構想」）を進めています。

具体的には、救命救急病院やＩＣＵなど高度な診断技術や治療を提供する「高度急性期」、深刻な症状の患者さんを早急に安定させるための医療を提供する「急性期」、症状が安定しはじめた患者さんが在宅復帰するための医療やリハビリテーションを提供する「回復期」、長期にわたり療養が必要な患者さんを入院させる「慢性期」と、**患者さんの症状によって入院する病院を分け、患者さんが切れ目のない医療を受けられる**よう、地域でネットワークをつくり連携しています。

■役割（機能）別の病床の種類

高度急性期	救命救急やICUなど高度な診断技術や治療
急性期	深刻な症状を早急に安定させるための医療
回復期	急性期の後に在宅復帰するための医療やリハビリテーション
慢性期	長期療養が必要な人を入院させる

※同じ病院のなかに、別の機能の病床が存在することも多い

つまり、高度急性期や急性期の医療を担う大きな病院に、カゼや下痢などちょっとした不調を抱えた患者さんが受診したり、慢性の持病を抱えている患者さんが定期的に受診したりすることで、高度なスキルを持った医者や入院ベッド数を確保し、命に関わるような重篤な症状が出た患者さんに素早く治療が行われるようにしています。同時に、病院や医者の負担も減らそうとしています。

これが実現されれば、救急車が受け入れられない、患者のたらい回しも減るでしょう。

大きな病院は入院が必要など、ある程度、重症な患者さん、入院施設を備えていないクリニック（診療所）は軽い症状や生活習慣病などで通院が必要な患者さんというような役割分担があるということです。

信頼できる主治医 かかりつけ医を見つける

まずは、通いやすい場所で開業している病院（診療所）で**信頼のできる主治医（かかりつけ医）を見つける**ことが大切です。

主治医を見つけるのはそれほど難しく考えなくても大丈夫です。

例えば、カゼをひいたとき、症状に合ったクリニックを受診して治療してもらいます。そして、その医者が信頼できると感じたなら、カゼ以外のときにも受診して、症状の悩みを相談すればいいのです。いい医者であれば、自分の専門外だった場合でも、その症状や病気に適した病院や医者を紹介してくれます。

そういったやりとりをすることで、信頼できる医者に巡り会うことができます。

信頼できる主治医を見つけるための第一歩は、元気なうちに**症状別にクリニック**

を探しておくことです。その病院の専門や力を入れていること、何年続けているかなどを調べます。**病院長の経歴も重要**です。クリニックのような小規模な病院では、病院長が主治医になるケースがほとんどでしょう。開業する前に働いていた病院や勤務医時代の経験年数・専門分野などを調べておきます。調べきれないときは、受診時に直接、尋ねましょう。

さらに、**病院の口コミサイト**など、その病院以外が出している情報も確認します。最近では、病院を受診した患者さんの口コミが表示されているホームページが多数ありますので、それらを参考にしてもいいでしょう。

ただ、口コミは個人のコメントですから注意が必要です。例えば、患者さんと性格的な相性がよくなければ、悪いコメントになるでしょうし、いいコメントのなかにはヤラセが入っていることがあるかもしれません。コメント数が10以下のように、あまりコメントが多くない病院の口コミには、このような偏りが出てしまう可能性がありますので、より慎重に判断しましょう。

こうした情報収集をしっかりと行い、主治医の候補を複数見つけておきます。

そして後日、具合が悪くなったときに受診しますが、その前に自分の症状や質問事項をメモにまとめておくことが重要です。

それを元に、治療に対するやりとりをしながら、信頼できる医者かどうかを判断します。つまり、**質問への回答から、いい医者かどうかを見極めていく**のです。

「他の病気の可能性はありますか？」と質問してみるのもいいでしょう。これも、医者の知識が浅ければ、あまりはっきりしない、うやむやな回答になることが考えられるからです。ごまかすような医者はよくありません。その場で答えてくれなくても、「調べておきます」という対応をしてくれる医者ならば、患者さんのことを考えている、いい医者だと思います。

また、最新医療について、勉強し続けている医者ならば、「最近、いい薬ができました」「昨年、新しい治療法が発見され、現在、治験中です」などの言葉が、会話のなかに出てくると思います。もし、そのような話題が出なかったときは、「私の病気について、最新の医療情報はありますか？」と質問するといいでしょう。その回答により、**勉強をし続けている医者かどうか**を判断できます。

さらに、専門分野以外の病気について、質問をすることも大切です。かかりつけ医にとって、さまざまな病気の知識があることは大切だからです。

また、その病院では治療しきれないときに、他の**いい病院やいい医者を紹介できるかどうかも重要**です。紹介ができなければ、例えばガンにかかったときに、どの病院の医者の手術を受けるかを自分自身で探さなければなりません。この質問に医者が回答できないようであれば、「一生ついていく主治医」になるのは難しいでしょう。

いい病院や医者を紹介するためには、その医者自身が、医療ネットワークを広げる努力をする必要があります。

私は、自分の患者さんを紹介したいと思ったドクターには必ず会いに行くようにしています。そこでは、私自身のことを話し、紹介してもいいか、何か注意事項があるかなどを詳しく尋ねます。知っている医者の紹介だとやはり親切に診てくれま

主治医（かかりつけ医）の見つけ方

❶症状別に候補を見つけておく

① **症状別に探す**
セキガひどいときの「呼吸器内科」など（151ページ）

↓

② **病院の情報**
専門にしている得意分野、開業年、通いやすいか　など

↓

③ **院長の経歴**
勤務医時代に勤めた病院名、経験年数、専門分野、専門医の資格を持っているか　など

↓

④ **口コミ情報**
病院についての口コミ情報（評判）などを読む

▼

❷受診前に質問事項を準備する

①**自分の症状をメモする**（219ページ）

↓

②**質問事項をメモする**
病気・治療、回復時期、日常生活での注意点、医者のこれまでの経験・学習意欲、別の病気や最新の医療情報　など

▼

❸受診する

メモしたことを尋ね、信頼がおける医者かどうかを見極める

▼ 信頼できる → ☺ **主治医の候補**
通院を重ねて確かめる

▼ 今ひとつ → ☹ **別の医者を探す**

す。つまり、信頼できる医者とのネットワークを確立するためには努力が必要ということです。

私が考える、いい医者（かかりつけ医）の条件は以下のものです。

①専門分野を持っている（サブスペシャリティ領域（153ページ）の専門医）
②最新の医療情報に明るい（学習意欲がある）
③専門以外の病気についても多くの知識を持っている
④それぞれの症状に合った必要な検査のアドバイスができる
⑤異常が見つかったときに、いい医者を紹介できる（信頼できるネットワークがある）
⑥コミュニケーションスキルが高い（人柄がすばらしければ、さらにいい）

この節で紹介したようなさまざまな質問を医者にぶつけることで、いい医者かどうかを見極めていきます。こういったことを繰り返していけば、きっと**「一生ついていく価値のある、信頼できる医者」と巡り会うことができる**でしょう。

治療のリスクとベネフィットを比較する

もしあなたが、命に関わるような大きな病気、歩けない、痛みがひどいなどＱＯＬ（クオリティ・オブ・ライフ／生活の質）が著しく低下する病気や症状に陥ったときは、さまざまな検査を行い、場合によれば手術を受けることになるでしょう。

ただ、検査や手術には少なからずリスクが伴います。

例えば、糖尿病の人は血糖値を下げる薬を飲んでいます。薬には必ず副作用があります。血糖値を下げる薬であれば、低血糖（血糖値が下がりすぎた状態）が代表的です。また、肝臓を悪くしたり、胃腸に変化が出ることもあります。そのようなリスクよりも、薬で血糖値を下げることによるベネフィット（恩恵）のほうが大きいので、薬を飲まないという選択はありません。また、副作用が出たなら別の薬に変えればいいのです。

このように、**医療行為には常にリスクとベネフィットが存在**します。

もちろん、ほとんどの医療行為はベネフィットのほうが圧倒的に大きく、治療を受けるかどうかを悩むことはそれほどないでしょう。

ただし、命に関わったり、病気や症状が深刻になると大きなリスクが潜む治療や検査を受ける必要が出てくることがあります。

第3章で紹介したケースのように、検査で腸に穴があいたり、手術が失敗して腎臓を失ったり、失明したりなど、深刻な状況に陥ることもあるのです。

体に負担がかかる検査や大きな手術を受けるときには、それをすることによるリスクとベネフィットを書き出して、その検査や治療は本当に必要なのかを考えてみることをおすすめします。特にリスクについて医者に確認しましょう。

ベネフィットに比べてリスクが大きい場合は、本当にその治療でいいのか、再度検討するためにセカンドオピニオンを受ける(160ページ)ことも検討しましょう。

例えば、ガンの手術では大きなリスクを伴うことがあります。

食道ガンは手術すると、ものを食べるための訓練が必要になります。術後、食事が思うように食べられずやせてしまうケースが少なくありません。

前立腺ガンは、術後に尿もれや性機能障害といった後遺症が考えられます。

このように、手術でＱＯＬを大きく下げてしまうリスクがある場合、手術ではなく放射線治療やホルモン治療、抗ガン剤治療などを選ぶケースもあります。

こうした複数の治療法を提案してもらえる場合は、どちらにするか選ぶことができますが、病院によっては放射線治療を行っていないところもあります。

その場合、積極的に放射線治療について教えてはくれないでしょう。別の病院、言うなれば商売敵を紹介することになりますから。でも、患者側から放射線治療の可能性やそれを行っている病院でセカンドオピニオンを求めたいと言われれば、それを断ることはありません。

大きなリスクをはらむ治療の場合は、自分の病気の治療法と、それに適した病院・医者の情報を集めましょう。そのうえで、**それぞれのリスクとベネフィットを比較して、「この病院でこの治療を受けたい」と自分が思うものを選ぶ**ことが大切です。

自分の症状・病気に合った病院の見つけ方

手術を受けるような大きな病気になったときや、痛みが取れないなど大きくＱＯＬを損なう症状・病気になったとき、**信頼できるかかりつけ医がいる場合は、その医者に相談すれば、いい医者を紹介してもらうことができる**でしょう。

しかし、まだ信頼できるかかりつけ医が見つかっていない場合は、最初に受診した医者から得た情報を元にして、自分でいい医者を探すことになります。１５４ページなどで述べましたが、信頼しきれていない医者の言われるがままに行動してはいけません。紹介された病院の情報を得ることに加え、別の病院についても自分で情報収集し、ベストと思える病院・医者の紹介状を書いてもらうことが大切です。

難しい手術が必要な場合は、ゴッドハンドと呼ばれているようなすばらしい医者を探すことでしょう。ガンをきれいに取り除き、術後の回復も早い手術をする腕のいい外科医や、心筋梗塞を予防するカテーテル治療のスペシャリスト、痛みをきれいに取り除いてくれる優秀な医者などを探すということです。

知名度が高いゴッドハンドでなくても、腕のいい、すばらしい医者は、必ず全国にいます。このようないい医者を見つけ出すため、**しっかりと時間をかけて情報収集を行いましょう。**

いい病院の具体的な見つけ方

まず、自分の病気や治療法について、最初に受診した医者からの説明をメモを取りながらしっかりと記録します。

そして、紹介してくれる病院や医者の情報を詳しく聞き出します。そのタイミングで、そのまま紹介状を書いてもらうのではなく、一度持ち帰ります。説明された情報を元に、詳しい情報を集めて自分の意見をまとめるためです。

具体的には、インターネットなどを駆使して、情報収集を行います。

インターネット検索をするときは、例えば「胃ガン　専門医」「○○病院　肺ガン　手術数」など、複数のキーワードを組み合わせて検索することが基本です。**地域については、広範囲を対象にしましょう。**自分の命やその後のＱＯＬに大きく関わる治療ですから、近くの病院に限定してはいけません。飛行機に乗って治療を受けてもいいくらいの気持ちで、広い範囲で探しましょう。

候補の病院が見つかったら、例えば、肺ガンならば、

- 年間の手術数は何件か
- ダヴィンチ手術を行っているか、その件数は何件か
- 呼吸器外科の専門医は何人か
- 腫瘍内科医（89ページ）はいるか

などを記録していきます。

コラム

病院・医者探しに必須のインターネット検索スキル

いい病院・医者を見つけるためにはインターネットでの検索スキルが必須。それは、膨大な情報のなかから必要な情報を見つけ出さなくてはならないからです。

検索の基本は、複数のキーワードをスペースで区切ることから始まります。「肺ガン　神の手」のような2つだけでなく、「〇〇病院　肺ガン　手術数」のように、たくさんの言葉を入れて検索することで、知りたい情報が見つかるようになります。

また、期間を指定する方法もあります。例えばグーグルの場合、「ツール」のなかに「期間指定なし」という表現がありますが、そこを「1年以内」にすれば、直近1年の間に掲載された情報だけが、検索結果に出てきます。

このような検索スキルを上げていくことが、いい病院探し、いい医者探しには重要です。

年間の手術数は、その病気に精通しているかどうかのひとつの指針になります。ただし、若手に経験を積ませることを目的に、手術数を多くし、不要な手術を行う病院も存在していますので、口コミなども合わせた総合的な判断が必要です。

ダヴィンチ手術を行っているということは、最新の医療機器が充実している証でもあります。その手術の件数が多ければ、ダヴィンチの操作（手術）に熟練した医者がいる目安になるでしょう。

その科にいる専門医の数が多ければ、その病気に対する知見も多く集まります。

腫瘍内科医がいるかどうかもチェックしましょう。在籍しているところは抗ガン剤の最近情報を持っている可能性が高くなります。腫瘍内科医や放射線科医の情報も集めます。放射線治療を担う放射線科医の情報を集めるのは、外科だけですと手術一択になってしまう可能性があるからです。

一方で、学閥が強く残っている病院では、いい医療ができにくいと考えられます。出身大学が同じ医者中心では高度な医療は難しいからです。他の大学出身の、力のある中堅や若手の医者を受け入れる環境が大切なのです。

学閥が残っているかどうかは、教授陣の出身大学をチェックしましょう。**教授の多くが同じ大学出身ならば、学閥が残っている**ことの目安になるからです。

76ページで、アメリカでは病院のランキング本が人気であることをお伝えしました。アメリカではランキング本の信頼度はとても厚く、近年ではインターネットでも一部が開示されているため、多くの患者さんが参考にしています。

残念ながら、日本には、そういった多くの人から信頼されている人気の病院ランキング本がありません。ただし、**手術数などのデータをまとめている本や雑誌**はあります。このような本や雑誌のデータを参考にするのもひとつの手でしょう。

口コミ情報も検索してみましょう。

5年前、10年前のような古い口コミのコメントではなく、1年前や数年前といった比較的に新しいコメントを中心に見ることをおすすめします。以前はよくても最近の評判がよくないことや、反対に以前は評判が悪くても最近は改善されたというケースもあるからです。

また、180ページでお伝えしたようにコメントには偏りが生じることがありますので、それにも注意しながら、病院の口コミサイトを参考にしましょう。

こうした**情報収集を候補となる病院ごとに行い**、いい病院を見つけます。

第3章でおすすめした順天堂医院や聖路加国際病院も、比較検討に加えて判断することをおすすめします。

■いい病院の見つけ方（肺ガンの場合）

1　病名などから検索する

→「肺ガン　病院」などで検索し、複数の候補を出す

↓

2　病院の情報を検索する

→手術件数、ダヴィンチ手術の件数、自分が治療を受ける科の専門医の人数、教授陣の出身大学が同じでないか　など

↓

3　口コミ情報を検索する

→病院についての口コミ情報（評判）などを読む

↓

4　比較して候補を決定する

→上記②と③を複数の病院で行い、総合的に比較・判断して候補を決定する

コラム

症例数や手術数を鵜呑みにできないケースがある

病院探しの目安となる手術数や症例数について、注意が必要なことがあります。まず、注意が必要なのは、66ページでもお伝えしたような「若い医者に経験を積ませるために必要でない手術や治療を行う病院」です。

もうひとつ注意が必要なのは、「経営を安定させるために不要な手術や治療、検査を行っている病院」です。

近年、病院の経営は厳しくなっており、病院の閉鎖や再編に関するニュースを聞いたことがある方もいらっしゃるでしょう。経営を安定させるために、診療報酬が多い、儲かる手術や治療を積極的に行っている病院があります。

また、この本でもお伝えしていますが、病院選びをするときに、手術数や症例数も参考にする人は多く、病院側もこれを知っているため、手術数や検査数を増やそうとします。これを極端に重視し、不要な手術や治療を行っているところもあるのです。

実は、循環器の専門医からショッキングな話を聞きました。カテーテル治療の症例数が多く、メディアにも取り上げられている、ある病院についてです。その病院は、経営をよくするために、行う必要がない高額なカテーテル治療を行っているそうです。この病院は医者の倫理をまったく守っていません。

残念ながら、このように、倫理的に活動していない病院があるということです。

しかしながら、このような医療関係者しか知らない情報を一般の方が入手するのは難しいでしょう。ただでさえ、病院・医者探しは容易ではないからです。いい病院・医者を見つけるときに、手術数や症例数はチェック項目として大切な要素ですが、口コミ情報などを含めて、総合的な判断が必要です。

いい医者の具体的な見つけ方

病院の次は、医者の情報を集めます。

いい病院には、いい医者がたくさん在籍していますが、自分の担当になる医者がそうであるとは限りません。また、70ページでも記しましたが、手術などの場合は、**最低でもその病院で一番腕のいい医者に手術してもらう**べきです。だからこそ医者の情報収集も大切です。

まず、**専門医であることが基本**です。

大きな病院の場合、専門医以外に「指導医」という立場の医者がいます。指導医とは、専門医を目指している医者や専門医を指導する医者のことです。

指導医と名乗るには、それぞれの学会から認定されることが必要になります。例えば、専門医になってから5年以上の経験がある、学会で2回以上発表しているなどの条件がありますが、それぞれの学会によって条件・基準は異なります。

一方で、現在は専門医の新しい制度の整備が始まり、現時点ではまだ移行期の分野もあるため、まだまだ指導医の基準が定まっていません。ですから、指導医であるかどうかは、それほど気にしなくていい――私はそう思います。

指導医の資格があるかどうかよりも、**経験が何年あるかのほうが重要**です。

医者が一人前になるには20年以上かかります。医学部を卒業するのは20代半ばですから、40代半ば以降の医者であればそれなりに経験を積んでいます。一方で、手術などは、いくら経験を積んでいても、ある程度の年齢になると老眼が出てきたり、判断力・瞬発力が衰えたりするため、60代後半くらいから手術が難しくなってくると思います。

そうすると、手術を受ける場合は40～50代の医者がいいということになります。ただ最近では、手術器具が進歩して70歳すぎでも長年の経験を生かして高度な治療ができるようになっています。

手術以外でも経験が重要です。例えば、抗ガン剤治療ならば、これまでの患者数が目安になるでしょう。また、89ページで紹介した、新しいタイプの抗ガン剤である「分子標的薬」を使用するには、最新の医療情報を入手し続ける努力が必要になります。分子標的薬を使用していることを積極的に発信している病院や医者はこの努力をしているでしょう。

口コミ情報も、検索できるならば見てみましょう。

手術数などのデータが書かれている本や雑誌には、病院だけでなく「医者」に対してまとめているものもあります。それらも、情報を集めるひとつの手でしょう。

これまでのことをまとめた、**私が考える、いい大病院の勤務医の条件**は、以下のものです。

①専門医である（サブスペシャリティ領域（153ページ）の専門医）
②最新の医療情報に明るい（学習意欲がある）
③20年以上のキャリアがあり、手術数や患者数など、経験が豊富
④コミュニケーションスキルが高い（人柄がすばらしければ、さらにいい）

コミュニケーションスキルは、インターネットの情報ではわかりませんし、これまでの経験値なども情報収集しただけでは見つからないかもしれません。これらは、受診したときに、尋ねて確認しましょう。

紹介状を書いてもらうときのポイント

病院・医者の候補が見つかったら、最初に診断を受けた病院（現在の担当医）に紹介状を書いてもらいます。いい病院が見つかり、その病院を紹介してもらいたい場合は、問題なく紹介状を書いてもらえるでしょう。

次に、いい医者が見つかった場合です。

紹介先に医者の個人名まで書いてもらうには、医者同士が知り合いであることが通常です。そのため、患者さんがいい医者を見つけた場合、病院への紹介状は書いてもらえても、特定の医者宛ての紹介状は書いてもらえないと思います。

そういうときは、病院への紹介状を書いてもらう前に、**紹介先の病院に電話して、**

希望の医者を受診することができるかどうかを確認しましょう。

指名できるのでしたら問題はありません。

問題は、指名できないケースです。そのような場合は、受診時に依頼することになるでしょう。例えば手術をするならば、その手術をする医者だけでも、**その先生に手術してもらえるように、受診時に強く希望を出す**ことが大切です。「○○先生の評判をうかがいました。ぜひ○○先生に手術をお願いします」などの意見をきちんと伝えるべきです。多くの場合、その希望を受け入れてもらえます。

これまで何度もお伝えしましたが、医者に気兼ねする必要はありません。自分の命や治療後の生活の質（ＱＯＬ）がかかっているのですから。

それでも希望が通らないようでしたら、セカンドオピニオンを選択肢に入れるといいでしょう。その病院の、他の医者が治療することに納得できるのであれば問題ありませんが、不安が残るようでしたら、セカンドオピニオンを受けましょう。

同意書を書く前にもう一度よく考える

病院で手術や検査を受けるときには、いろいろな書類にサインを求められます。そのなかには、検査や治療について、医者から説明を受けて患者さんが納得したということを示す「同意書」があります。

同意書へのサインが必要なのは、病院側の都合です。なぜなら手術やリスクの高い検査が絶対に成功するとは限らず、失敗する危険性があるからです。不測の事態が起きたときに、患者さんや家族が文句を言ったり、裁判を起こしたりすることがないよう、同意書へのサインは必ず必要になります。

ですから、同意書にサインをしないという選択はありません。

医者が大きな手術やリスクの高い検査などを行う際には、「インフォームドコンセント」と言って、**患者さんにどのような治療や検査なのかをきちんと説明し、納得・同意してもらうことが義務づけられています**。

説明が終わると「同意書」にサインするよう促されるのですが、不安に思うことがあるのでしたら質問を重ね、自分が納得してからサインするようにしましょう。

サインする前に、必ず確認することが大切です。

もし、**納得できる説明がない場合は、その医者はやめて、ほかの病院や先生を探してください**。セカンドオピニオンです。同意書にサインする際にはそれくらいの気持ちが大事です。

医療ミスというのはどうしても起こり得ます。だからこそ、納得できる説明を求めるべきなのです。サインは、納得できて初めてするものです。

そして、自分が納得するためには、その専門分野で十分に経験を積んだ、いい医者を受診することです。リスクを最小限にするためにも、また、もしミスが起こったとしてもあとで後悔しないためにも、いい医者を探す努力を怠らないことがとても大事なのです。

人柄がすばらしい医者を選ぶ

主治医（かかりつけ医）を見つけるときも、大きな病院の勤務医を見つけるときも、その条件としてコミュニケーションスキルを挙げました。そして、そこに「人柄がすばらしければ、さらにいい」と付け加えました。

人柄は無視できない要素である——私はそう思うからです。

もしあなたの病気が高血圧や糖尿病などの慢性病であれば、主治医との付き合いは一生続きます。感じが悪い医者や納得できない医者が主治医だった場合、がまんして通うのは苦痛です。イヤイヤ通ったとしても長続きはしないでしょう。

一方で、話しやすい医者が相手なら、通院をそれほど苦痛に思わないでしょう。

私の個人的な見解ですが、**患者さんの治療に真摯にあたる医者にイヤな人間はいません**。皆さん、患者さんのために一生懸命になれる、人間的にもすばらしい先生ばかりです。神の手と言われるようなスーパードクターはさらに顕著で、人間的に魅力的な方しかいません。やはり、人柄もいい医者の大事な要素なのです。もちろん、相性もあるでしょう。理論的な患者さんは、余計なことを話さず病気のことだけを論理的に話す医者に好感を持つでしょうし、感性が豊かな患者さんは表情が豊かな医者の人柄に魅力を感じるでしょう。しかし、どちらの場合でも、患者さんの治療に真摯にあたる医者はいい医者です。

これまで、「医者にはどんどん質問しましょう」「質問したときの医者の対応も、いい医者かどうかを見極めるための判断材料です」と記していますが、やはりその通りなのです。

いい医者でしたら、答えにくい質問も含め、きちんとわかるまで説明してくれます。患者さんが納得するまで真摯に説明してくれるのです。

もし、機嫌が悪くなったり、面倒そうな返事だったり、質問に対してきちんと答えてくれない医者は、いい医者とは言えません。ほかを探しましょう。

検査や手術を受けるときに、事前に医者から説明があります。医療の専門用語がわからないということもあるでしょう。その場合も、わからないままにはせず、その場で質問しましょう。いい医者は、患者さんがわかるように説明してくれます。

ただし、この「わかる」とは、検査や治療の詳細を理解するということではありません。

なぜその検査や治療が必要なのか、それに伴うリスクはどんなものがあるのか、もし治療しないまま放置しているとどうなるのかなど、検査や治療のリスクとベネフィットを説明してくれるからです。これらが理解できれば、患者さんはその検査や治療を受けるか受けないかを判断することができます。

実のところ、**経験が浅い医者ほど、専門用語を言いがち**です。患者さんにわかりやすく説明できないというのは、その医者の経験の浅さ、コミュニケーションスキル不足が現れています。

繰り返しになりますが、わかりやすく説明する能力はいい医者の条件です。遠慮せず、どんどん質問して判断しましょう。

第6章

病院・医者を活用するために
〝患者力〟を上げよう

いい医療を受けるために患者さんができること

さて、ここまではいい病院やいい医者を選ぶために役立つ情報を紹介してきました。実は、いい医療を受けるためにはもうひとつ大事なことがあります。

それは、治療を医者まかせにするのではなく、**患者さん自身が病気に向き合い治療に取り組んでいく、患者さん自身の姿勢**です。

具体的には、病気や治療についての知識を習得したり、必要があれば食事に気をつけたり、運動をするなどして日常生活を見直したり、医者とのコミュニケーションを積極的に取ったりすることです。

こうした患者さん自身が自分でできる、いい医療を受けるための姿勢を〝患者力〟と呼びます。〝ヘルスリテラシー〟とも言われます。

自分の病気の治療法を調べるなど、情報を収集することも、いい医療を受けるためには重要です。いい病院を選ぶ、いい医者を選ぶことは、患者力の最たるものと言っていいかもしれません。

医療が進歩し、治療法が選択できるようになってきた現在、病気の治療を医者まかせにするのではなく、患者さん自身がどうしたいのかを考えることがとても重要になってきています。極端に言えば「どう生きて、どう死ぬか」を選択する時代になってきているのです。

また、何も調べもせずに、医者の言われるがままに治療を受ける「受け身の医療」だと、将来「こんなはずじゃなかった」「どうしてこんなことになってしまったのか」と後悔することがあるかもしれません。治療に対して積極的に取り組み、自分が納得して受けていれば、そうした後悔も少なくなるでしょう。もちろん、信頼できる医者と出会えたのでしたら、ある程度、医者まかせでいいと思います。

それでは、ここからは病院や医者を選ぶこと以外にできる、患者力を上げるためのポイントをご紹介していきます。

自分の状態を知り病気とうまく付き合う

まず大事なのは、**自分の体の状態を知る**ことです。熱がある、下痢が続く、セキが止まらないといった症状が出たときに、病院を受診することはもちろんですが、健康であっても年に1回は、さまざまな検査を受けましょう。

血圧や血糖値の異常や初期のガンなど、自覚症状がほとんどない病気はたくさんあります。これらの検査は将来大きな病気に発展しないように、数値の異常が出たときに早めに対処するための検査です。早めに体の異常を見つけるためにも、定期的に検査を受けることがとても大切です。

国民皆保険制度が整っている日本では、すべての国民が何かしらの公的医療保険に加入していて、年に1回、無料で健康診断が受けられるようになっています。

仕事をしている人やその家族は企業が行う健康診断を受けることができますし、

そうでない場合は、国民健康保険に加入していれば、市区町村など自治体が行う特定健康診査を受けることができます。

これらを利用して、自分の状態をチェックしましょう。

ただし、**健康診断だけでは、検査されない項目がたくさんあります**。これは人間ドックでも同じです。

例えば、肺ガンを早期に見つけるためには胸部CT検査が必要ですが、健康診断や人間ドックの検査項目に含まれていないケースが多くなっています。大腸ガンを早期発見するためには大腸内視鏡（大腸カメラ）検査が必要ですが、この検査も健康診断や一般的な人間ドックに含まれていません。

一方で、健康診断や人間ドックには不要な検査もあります。

例えば、胃部のバリウム検査では、胃ガンを早期に発見することができません。見つかったときには初期ではなく、かなり進行したガンです。それどころか胃部バリウム検査はエックス線の被曝が多く、体にダメージを与えます。この検査についてはベネフィットよりリスクのほうが大きいと言わざるを得ません。

早期に発見するためには胃の内視鏡（胃カメラ）検査が必要です。**私がおすすめする検査**を次ページにまとめました。

検査結果に敏感になろう

健康診断を受けた後、検査結果で異常を指摘されても、きちんと治療を受けずそのまま放っておく人がいます。

例えば、糖尿病で言えば、かつては異常が認められても約半数は病院に行かず、治療も受けていませんでした。最近は、6割程度の人が治療を受けていると報告されていますが、それでも残り4割の人は治療していません。

自覚症状がないから別にいいや、と思われるのかもしれませんが、それは大きな間違いです。血糖値の異常は、今すぐは何も起こらなくても、将来、深刻な病気をもたらす可能性が高いのです。心筋梗塞で突然倒れたり、脳梗塞で半身不随になったり、ガンになったりするリスクが高まります。

年に一度は受けるべき検査と、そうでない検査

○受けるべき検査

血液検査・尿検査	深刻な病気をもたらす血糖値やLDL（悪玉）コレステロール値の異常がわかる。肝臓や腎臓の機能低下がわかる
首から下腹部までのCT検査	肺・膵臓・肝臓など撮影した部分のガンの早期発見。放射線の被曝がある
胃の内視鏡（胃カメラ）**検査**	胃・食道・十二指腸のガンの早期発見と治療
大腸内視鏡（大腸カメラ）**検査**	大腸ガンの早期発見と治療
脳MRI検査	脳梗塞・くも膜下出血の危能性の早期発見
冠動脈MRI検査（高血圧、LDLコレステロール値が高い人）	心筋梗塞の危能性の早期発見
乳腺MRI検査（女性）	乳ガンの早期発見
子宮頸ガン細胞診（女性）	子宮頸ガンの早期発見
前立腺マーカー（PSA：男性）	前立腺ガンの早期発見

△受けても受けなくてもいい検査

便潜血	痔疾は見つかるが、大腸ガンの早期発見はできない
心電図	心疾患は見つかるが、重症な心疾患を見逃すことも。害はない
腹部エコー検査	腹部のガンを早期発見できる可能性は低い。被曝などの害はない

×受けないほうがいい検査

胃部バリウム検査	胃ガン、食道ガンの早期発見はできない。放射線の被曝は大量
胸部エックス線検査	手遅れとなる肺ガンしか見つけられない。放射線の被曝もある

これは血糖値以外でも同じです。

検査で何かしらの異常が出たときには、絶対に治療したほうがいいのです。それが健康で長生きするためには、非常に大事なことです。

「血糖値が高いです。糖尿病ですよ」と言われたらショックかもしれません。でも、今はいい薬がありますし、糖尿病を患っている人の寿命も伸びてきています。定期的に病院に通い、適切な治療を受けていれば、ほかの病気も早めに発見できるかもしれません。一病息災でかえって長生きする可能性だってあるのです。落ち込む必要はまったくありません。

ただし、これはいい病院、いい医者にかかり、適切な治療を受けていればの話です。そのためにも、本書で紹介している情報を活用していただきたいのです。

薬との上手な付き合い方

健康診断などで数値の異常を指摘されたとき、いきなり薬を飲むなどの治療が必要になることはあまりありません。まずは食生活や運動習慣など、生活習慣を見直すようすすめられます。

その後、数値がさらに悪くなったときには、薬を飲むようすすめられるでしょう。患者さんのなかには、「副作用があるから薬は飲みたくない」とおっしゃる方もいらっしゃいます。もちろん、副作用のない薬はありません。しかし、副作用というリスクがあっても、薬を飲んだほうが将来的なベネフィットが大きいので、薬はきちんと飲んだほうがいいと私は考えます。

基本的に、**医者は患者さんに必要だから薬を処方しています**。必要もないのに薬を処方する医者はいません。

薬を飲むことに抵抗があるのであれば、どうしてその薬を飲まなければいけないのかを聞きましょう。その**理由に納得できれば、薬を飲むことへの抵抗がなくなったり少なくなる**でしょう。この納得するということが大事なのです。これは薬だけでなく、治療や検査でも同じです。

もし、どうしても薬を減らしたいというのであれば、自己判断でやめるのではなく、主治医に相談しましょう。薬の量は減らすことができます。

例えば、心筋梗塞の薬では、最近、新しいタイプの薬が登場しました。それまでの毎日飲む薬と違い、1週間に1回、月に1回、自分で注射するだけで数値が劇的に下がります。これは日本でも保険適用になっています。

また、複数の病院にかかっている場合は、「お薬手帳」で情報を共有することが重要です。面倒に感じるかもしれませんが、病院にかかるときはお薬手帳を持参して、自分がどの薬を飲んでいるかを伝えましょう。

受診するときは症状を的確に伝える

何かしら異常があって病院を受診するときは、自分の症状をできるだけ正確かつ具体的に医者に伝えることが大切です。

実はこれが思うようにできない患者さんが少なからずいらっしゃいます。事前にいろいろなことを考えていても、診察室に入ると忘れてしまったり、うまく説明できなかったりするのでしょう。

患者さんから症状を聞く問診は、医者にとって診断の重要な要素になります。正しい情報を簡潔に説明できるよう、受診する前にまとめておきましょう。

私は手帳などに書くようにすすめています。スマートフォンにメモしておくのもいいでしょう。**どんな症状がいつから始まったのか、強いのか弱いのか、症状は一**

定なのか変化するのかなど、具体的に伝えることがとても大切です。

足が痛いのなら、どこがどのくらい痛いのかを正確に伝えましょう。原因になりそうなことに覚えがあるならば、それも伝えます。

また、これまでにかかった病気や、受けた検査や手術などの情報も必要です。どんな薬を飲んでいるのかも重要ですから、お薬手帳は必ず持参しましょう。

最近は、最初に受診するときに、これまでにかかった病気、全身の状態、服用している薬、家族がどんな病気にかかったのかなどを、問診票などに記入するようになっています。大きな病院では、そうした情報を電子カルテに入力し、医者はもちろん、検査の医者や技師、麻酔科医、薬剤師、看護師など、すべてのスタッフが共有できるようになっています。

逆に、これはやめた方がいいですよ、ということもあります。

辛い症状があるとき「これが辛い、不安だ」などといったことをたくさん話すことです。病気のときにしんどい思いをされているのはとてもよくわかるのですが、それらは医者が聞きたいこととちょっとずれています。いろいろ話したいことがあるかもしれませんが、あまりくどくどと話すと医者はイライラしてしまうかもしれません。

それは、**病気の診断にあまり関係のない情報**だからです。医者が聞きたいのは、治療するためにどうしても確認しておきたいことです。

医者とのコミュニケーションを上手に取るポイントは、「必要なことを話した後は、医者から質問されたことに答える」——これがいいと私は思います。

病院を受診する前に、最低限メモにまとめておくべきことは次の6項目です。

①どんな症状なのか（体のどこで・どんな症状があるのか）
②その症状はどんなときに起こるのか
③いつ頃から、どの程度の頻度で起こるのか
④現在薬を飲んでいるか（飲んでいるならお薬手帳を見せる）

⑤ほかの病院で検査や治療を受けていないか（あれば最新の治療データや治療の内容）

⑥これまでにどんな病気にかかったか（既往歴）

また、**医者の言ったことをメモする**のも大切です。生活習慣として気をつけなければならないことを伝えてくれているはずです。しっかりと記録に残し、あとで見直しましょう。

あとは、初めての受診だったり、久しぶりに受診したりする場合は、予約してから行くことをおすすめします。混んでいる時間だと診察に時間をかけてもらえないことがあるからです。

こうした場合、症状をゼロから詳しく聞かなければ診察できません。長年かかっていて自分の状態を把握している病院と、初めて受診する病院では、診察にかかる時間や手間がまったく異なることを覚えておきましょう。

もし急ぎでないのなら、電話して混んでいない曜日や時間帯を聞いて、その時間に受診しましょう。これもいい医療を受けるための大事なポイントです。

おわりに

医者を変える勇気を持つ

いかがでしょうか。病院や医者を選ぶことがいかに大切なことなのかをわかっていただけたでしょうか。

あなたが現在かかっている医者がすばらしい先生なのであれば、そのままその医者にかかりましょう。もし、そうでないなら、思い切って医者を変えましょう。それは悪いことではありません。

誠意がない、患者さんに対して真摯に向かい合っていない、やる気がない医者にかかるのは、あなたの命を縮めることになります。

また、もし**自分の持病が専門外である医者にかかっているのであれば、それも将来のリスク**になります。

そこに通うのをやめる勇気を持ちましょう。

あなたの病気を専門とする医者は近くに必ずいますし、患者さんに真摯に対応する、日々頑張っている先生もたくさんいます。

すでに書いていますが、最高の技術を持つ先生は、どの先生も人柄がすばらしく人として尊敬できます。それは日々努力する姿勢にも表れています。医者には変な人もいますが、すばらしい人もたくさんいます。その**根底には「患者さんを助けたい」という思いがある**からだと私は考えます。

そういう医者を選んで欲しい——そう願っています。

主治医をコロコロ変えることをドクターショッピングと言いますが、医者を選ぶことはそれとはまったく違います。ドクターショッピングは何も考えず、手あたりしだいに受診することです。これでは意味がありません。自分なりに調べて、いいと思った先生にかかることは、ドクターショッピングではないのです。

とはいえ、医者を変えるのは容易ではないでしょう。すでに大きな病院にかかっていると、担当医の変更を検討されるかもしれませんが、私は、それはあまりいい方法ではないと思います。やはり病院自体を変えたほうがスムーズです。

すでにかかっている医者がダメだ、病院を変えようにもいいところがないと思った方もいらっしゃるかもしれません。でも、あきらめないでください。**きっとあなたの近くに名医がいます**。患者さんのことを真摯に考え、常に最新の医療情報を入手し続け、自分の専門以外についても信頼できる先生を探し続けているような、いい医者は全国にいます。

まずは情報を探して、ここぞと思う病院を受診してみましょう。

それがいい病院、いい医者を選ぶ第一歩になります。

そして、ご自分も患者力を上げていけば、必ずや名医と巡り会います。信頼できる名医を見つけることができれば、安心して、健康で長生きができます。

本書がその一助となることを願っています。

AGE牧田クリニック院長　牧田善二

●著者プロフィール

牧田善二（まきた　ぜんじ）

AGE 牧田クリニック院長。糖尿病専門医。医学博士。1979 年、北海道大学医学部卒業。

ニューヨークのロックフェラー大学医生化学講座などで、糖尿病合併症の原因として注目されている AGE の研究を約 5 年間行う。この間、血中 AGE の測定法を世界で初めて開発し、『The New England Journal of Medicine』『Science』『THE LANCET』等のトップジャーナルに AGE に関する論文を第一著者として発表。

1996 年より北海道大学医学部講師。2000 年より久留米大学医学部教授。2003 年より、糖尿病をはじめとする生活習慣病、肥満治療のための「AGE 牧田クリニック」を東京・銀座で開業し、延べ 20 万人以上の患者を診ている。

著書は『決定版　糖質オフの教科書』『老けない人はこれを食べている』（ともに新星出版社）、『医者が教える食事術 最強の教科書』『医者が教える食事術 2 実践バイブル』（ともにダイヤモンド社）、『糖質中毒』（文藝春秋）、『人間ドックの９割は間違い』（幻冬舎）などベストセラー多数。

本書の内容に関するお問い合わせは、**書名、発行年月日、該当ページを明記**の上、書面、FAX、お問い合わせフォームにて、当社編集部宛にお送りください。**電話によるお問い合わせはお受けしておりません。**
また、本書の範囲を超えるご質問等にもお答えできませんので、あらかじめご了承ください。
FAX：03－3831－0902
お問い合わせフォーム：https://www.shin-sei.co.jp/np/contact-form3.html

医療に殺されない
病院・医者の正しい選び方

2023年5月25日　初版発行

著　者　牧　田　善　二
発行者　富　永　靖　弘
印刷所　誠宏印刷株式会社

発行所　東京都台東区 台東２丁目24　株式会社　新星出版社
〒110－0016　☎03(3831)0743

ISBN978-4-405-09440-6